二十四节气治未病养生挈要

主编 马 界 寇潇月

U0340256

科学技术文献出版社
SCIENTIFIC AND TECHNICAL DOCUMENTATION PRESS
·北京·

图书在版编目（CIP）数据

二十四节气治未病养生挈要 / 马界, 寇潇月主编.

北京 : 科学技术文献出版社, 2025. 1. -- ISBN 978-7-5235-2000-0

Ⅰ. R212

中国国家版本馆CIP数据核字第2024WE5013号

二十四节气治未病养生挈要

策划编辑: 张雪峰　责任编辑: 张雪峰　张　睿　责任校对: 张吲哚　责任出版: 张志平

出　版　者	科学技术文献出版社	
地　　　址	北京市复兴路15号　　　邮编　100038	
编　务　部	(010) 58882938, 58882087 (传真)	
发　行　部	(010) 58882868, 58882870 (传真)	
邮　购　部	(010) 58882873	
官　方　网　址	www.stdp.com.cn	
发　行　者	科学技术文献出版社发行　　全国各地新华书店经销	
印　刷　者	北京虎彩文化传播有限公司	
版　　　次	2025 年 1 月第 1 版　　2025 年 1 月第 1 次印刷	
开　　　本	710×1000　1/16	
字　　　数	198千	
印　　　张	15.5	
书　　　号	ISBN 978-7-5235-2000-0	
定　　　价	58.00元	

《二十四节气治未病养生挈要》编委会

顾　问　杨建宇

主　编　马　界　寇潇月

副主编　陶　陶　范　丹　张　璐　岳　珊

编　委　（按姓氏笔画排序）

王　玥　王泓璎　王泽平　邓　娇　甘　恬

石　宇　申定坤　伍睿昕　向小丽　刘　阳

刘润秋　李治坤　李洁敏　李雪梅　杨兴燕

杨启帆　吴　静　余　静　张　霞　陆文婷

林晓庆　金芮玉　屈　信　钟星怡　段媚灵

秦　明　郭　梦　黄　敏　黄　旖　黄安民

黄欣悦　靳　欢　雷思聪　谭薪兴

主编简介

马界，中西医结合主任医师，医学博士，硕士研究生导师。中国妇女第十三次全国代表大会代表，全国巾帼建功标兵，四川省三八红旗手，四川省中医药管理局学术和技术带头人，四川省学术和技术带头人后备人选，四川省拔尖中青年中医师，四川省优秀中医临床人才，四川省干部保健中心骨干人才，四川省中医药科学院突出贡献专家、四川省专家服务团专家。兼任全国卫生产业企业管理协会治未病分会副会长，世界中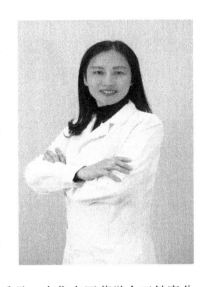医药学会联合会中医治未病专业委员会常务委员，中华中医药学会亚健康分会常务委员，中华中医药学会治未病分会常务委员，四川省老年医学学会常务理事，四川省女医师协会治未病专业委员会主任委员，四川省针灸学会理事，成都市针灸学会常务理事。从事临床、科研及教学工作27年，全面掌握中医、针灸、穴位埋线、古典针法等多种临床诊疗技术。尤其擅长运用师承技术"胡氏综合整固正脊疗法"进行脊柱调理与养生；以针药结合"内调外治法"对失眠人群、内分泌失调人群、亚健康人群、慢性病人群进行调治；擅长中医药文化宣传，近年通过中医药文化"六进"活动在校园、机关、企事业单位及天府大讲堂、家庭教育大讲堂、福德讲坛、四道讲坛进行健康知识宣讲百余场，提出脊柱保健及健康养生需从"娃娃抓起"新理念。近年负责与主研省级科研项目13项，参与国家级项目2项，发表论文60余篇，参编专著4部，获专利2项。

寇潇月，副主任中医师，成都中医药大学硕士研究生。成都市新都区中医医院治未病科主任，中国中医药研究促进会治未病与亚健康分会常务理事，全国卫生产业企业管理协会治未病分会常务理事兼副秘书长，成都市中医治未病专业质量控制中心主任，四川省医疗卫生与健康促进会健康管理治未病学专业委员会常务委员，四川省中医药信息学会治未病专业委员会常务委员，成都中医药学会健康管理分会常务委员，高级营养 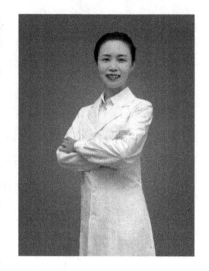 师，四川省第三批名老中医药专家叶腾辉学术经验继承人，长期从事中医治未病临床工作，致力于中医治未病技术的研究和中医文化知识的传播。

序

弘扬"非遗"二十四节气养生 复兴中医服务大众健康

《二十四节气治未病养生挈要》就要出版面世了！可喜可贺！必赞！这是中医药治未病学科、养生学科的大事，更是"二十四节气""中医药"两个世界级"非遗"项目传承的大事！必将为弘扬"二十四节气""中医药治未病养生"做出贡献，必将为中医药再度成为世界主流医学和共享医学提供帮助，必将有益于"健康中国"理念服务大众健康！

马界主任是《二十四节气治未病养生挈要》的主创人员，是四川省第二中医医院中西医结合主任医师，治未病中心主任，是四川省乃至大西南地区治未病学科中的头雁人物，是青年女中医师之翘楚，在西南川蜀地区享有盛誉，是中医药界的中坚力量代表。《二十四节气治未病养生挈要》是马界主任团队的新成果，是团队辛勤耕耘砥砺前行，默默奉献的生动体现，是中医药治未病学科、养生学科的新篇章，是弘扬"二十四节气""中医药"两个"非遗"文化的新成绩！

"二十四节气"和"中医药"都是世界级"非遗"项目，是中华民族对全世界人民的伟大贡献，是科技文化与生命健康文化的智慧结晶，数千年来一直引领着人民的健康幸福生活！"二十四节气""中医药治未病养生"上涉日月星辰的斗移迁变，下联地球气候物候的四季变化，中系华夏农业文明和健康生活的点点滴滴。中华民族"天人合一"的整体观，与我们每个人的生命健康和民族繁衍息息相关。数千年以来，在"道法自然"的指导下，中华民族战胜了疫病和疾病，迎来了美好的新世纪，"二十四节气""中医药治未病养生"对全民健康意义重大，必将得到全世界人民的欢喜！乘风而上，顺势而为，借"健康中国"的东风，马界主任在其"马博士谈养生"医院官微专栏的基础上，结合原来的中英文对照版《四季养生》手册的主干精华，与中医药临床科教研本职工作高度融合，发挥在全国和省市治未病学术团体任职、学术交流的优势，在团队的齐心努力下，终成《二十四节气治未病养生挈要》这一中医药治未病学科、养生学科的学术著作。

《二十四节气治未病养生挈要》以四季养生为主线，以二十四节气康养为纲目，针对每一节气的养生、治未病的关键节点，就人们吃穿住行的养生原则、具体方法给予合理、科学的指导和阐释，不仅有日常康养小妙招，还有慢性病、老年病康养的指导；不仅有饮食住行的养生要求，还有养生系列的功法与锻炼体操；不仅有治未病养生理论阐释，还有具体的实施方法，融理论与实践为一体。对"二十四节气""中医药治未病养生"学术和相关学科及产业发展具有促进意义；对于初入治未病学科和养生学科的大学生和青年中医，有领航和指导意义；对于在治未病康养学科工作多年的临床医师和资深学者也有一定的启迪和参考作用；对整个中医治未病、养生康养学科的学术进步和技术推广，有正能量的推进作用；对于二十四节气治未病康养的规范化、标准化、系统化研究，具有引领和榜样标杆的作用。

本书编委多是治未病学科的中坚骨干，大家勤勤恳恳，艰辛努力，竭力奉献，终成本书。马界主任谦逊好学，踏实肯干，与我执弟子礼，是我们中和医派最优秀的专家，最优秀的继承人，是我们中和医派著名的国际中医专家。《二十四节气治未病养生挈要》无疑也是我们国际中和医派又一新作！不可不读！

最后，仍以我的恩师孙光荣国医大师语录作为结尾：

美丽中国有中医！

中医万岁！

杨建宇

2024 年 6 月 4 日·甲辰龙年四月二十八·药王节·中国安国

注：杨建宇　研究员，执业中医师

全国卫生产业企业管理协会治未病分会第一、第二、第三届会长

世界中医药学会联合会中医疗养研究专业委员会副会长兼秘书长

中华中医药学会《光明中医》《中国中医药现代远程教育》杂志主编

中关村炎黄中医药科技创新联盟执业主席、国际中和医派掌门

前　言

　　二十四节气是我国传统历法中把一年分成二十四个时期的方式，它们分别是立春、雨水、惊蛰、春分、清明、谷雨、立夏、小满、芒种、夏至、小暑、大暑、立秋、处暑、白露、秋分、寒露、霜降、立冬、小雪、大雪、冬至、小寒、大寒。每个节气都有自己的独特含义和特点，如"立春"代表春天开始、"芒种"代表小麦成熟、"冬至"代表数九寒天的第一日等，均反映了中国农耕文化中对季节变化的敏感和对天文现象的研究。在古代，农民需要根据二十四节气的变化来确定耕种、收获和其他农事活动的时间，从而保证农作物的生长和收成。同时，二十四节气也反映了中国传统哲学中的"天人合一""天人相应"思想，认为人类需要顺应自然界的变化而生活。人体是个小宇宙，自然界是个大宇宙，小宇宙和大宇宙相互感应、相互影响、相互和谐、相互促进、相互贯通、相互交流，人类通过摄取食物、呼吸空气与大自然进行物质交换，从而维持正常的新陈代谢活动。

　　二十四节气养生是以传统中医理论作为指导，根据二十四节气气候变化特点调整饮食和生活方式，并结合中医的传统方法，以达到养生保健的目的。中医学关于养生的理论和方法是极其丰富的，但最重要的一点就是顺时养生。《黄帝内经·灵枢》说："故智者之养生也，必顺四时而适寒暑……如是，则辟邪不至，长生久视。"病邪不能侵袭的关键在于"顺四时而适寒暑"，这是中医养生学里的一条极其重要的原则，也可以说是健康长寿的法宝。《黄帝内经·素问》说："人以天地之气生，四时之法成。""天食人以五气，地食人以五味。"这些都说明人体要依靠天地之气提供的物质条件而获得生存，同时要适应四时阴阳的变化规律，才能发育成长。正如著名明代医家张景岳所说："春应肝而养生，夏应心而养长，长夏应脾而养化，秋应肺而养收，冬应肾而养藏。"说明人体五脏的生理活动，必须适应四时阴阳的变化，才能与外界环境保持协调平衡。这与现代科学认为生命产生的条件正是天地间物质与能量相互作用的结果，是基本一致的。

中医治未病分4个层面：一是中医药哲学方法论。二是中医预防医学理论的治则理论，包含着"未病先防、既病防变、瘥后防复"3个方面的措施。未病先防，是在疾病发生之前，注意保养身体，顾护正气，从而提高机体抵抗力，起到预防疾病的作用，即"正气存内，邪不可干"；既病防变，是指在患病以后，要及时诊断、治疗，扶正祛邪，防止疾病的传变与发展；瘥后防复，是指在疾病痊愈之后，防止复发，给予患者痊愈后的精神、饮食、运动、起居、劳作等方面的调养嘱咐，而非单纯的现代预防医学理论。三是具体的治疗方法，如内治外治疗法、中医功法等。四是具体的操作手段，如方药、器械、手法等。总之，治未病是中医学理论的精髓所在，真正把预防为主的思想结合二十四节气养生方法运用到临床，从而实现"不生病、少生病、生小病、病后易修复"的总目标，造福广大人民群众。

从2018年开始，我带领着治未病中心团队在医院官微开设"马博士谈养生"专栏，发表节气养生文章近百篇，深受养生爱好者喜爱并被广泛转发传播，点击量10余万。2022年经团队整理编写成《四季养生》手册（中英文版），在医院中医药文化进校园、机关、企业及对外国际合作等活动中作为健康养生资料进行宣传。为了让二十四节气养生内容更丰富、条理更清晰、可操作性更强，我再次带领治未病中心团队与成都市新都区中医医院治未病中心团队分工整理二十四节气治未病养生系统知识，从古典渊源、五行相应、养生方法等方面进行编写，形成了《二十四节气治未病养生絜要》读本，内容吸纳了很多同行前辈的养生经验，特别是恩师杨建宇教授总结的二十四节气养生歌诀、节气特点及养生原则也被引入到本书中。

　　《二十四节气治未病养生挈要》适用于广大养生爱好者茶余饭后翻阅，指导自我养生；也可以作为治未病专业同道养生与宣讲资料。特别感谢支持编写的领导、专家、前辈及编写组成员，有大家的长期总结及辛苦付出才形成了今日读本，但编写仓促，不免有很多不足之处，还请大家批评指正，以期再版时得以更充分、更完善。

马　界

目　录

第一章　春之发陈

第一节　古典渊源

"春三月，此谓发陈，天地俱生，万物以荣，夜卧早起，广步于庭，被发缓形，以使志生，生而勿杀，予而勿夺，赏而勿罚，此春气之应，养生之道也。逆之则伤肝，夏为寒变，奉长者少。"出自《素问·四气调神大论》。

【释义】春季的三个月，需要借秋冬蓄积下来的势，弃掉不利因素（压抑、抑郁）而升发。天地之间充满了生气，万物复苏，开始生根发芽，吸收能量。人们适宜晚睡早起，漫步在花园中，松开发髻，披着头发，穿着宽松的衣服，放松身体。这段时间适宜养生、不适宜杀生或杀伐，适合施舍、不适合抢夺，要多赞赏、不要乱罚，这样做就能够顺应春气的规律。

"春三月，此谓发陈，天地俱生，万物以荣"：什么是"陈"？"陈"就是旧。"发陈"指的是推陈出新。我们看到春天小草破土而出，所有的树也冒出了嫩芽儿，这就是发陈的意思。人体也有一个这样的发陈的过程：经过一整个冬天的闭藏，到了春天之后身体开始疏泄腠理。春季的三个月谓之发陈，是推陈出新、生命萌发的时令。天地自然，都富有生气，万物显得欣欣向荣。

"夜卧早起，广步于庭，被发缓形，以使志生"："夜卧"是迟睡的意思，"早起"是早点起床。"广步于庭"就是到庭院里边散步。春季不能过于懒惰，要稍微早点起床，比冬季稍微早一些，不应该贪睡，而且要注意加强体育活动，比如多参加郊游、踏青等活动。"步"就是慢慢走的意思，春暖花开时，一边慢慢走一边观赏美景是非常有益身心健康的，可使人感到神清气爽、头脑清醒。"被发缓形,以使志生":古人头发都是绑起来的,但在春季的早上最好散开披着("被"通"披")而散步,让身体充分放松,顺应自然时令生长、升发。

"生而勿杀,予而勿夺,赏而勿罚":"生而勿杀"中"杀"不是指消灭、杀害,而是指去伤害、去抑制。春天应该舒展而且充满着生机,对待事物要符合春天的特点,发生的就得让它发生,不要去伤害它。"予而勿夺",就是适当地给予,而不要剥夺。"赏而勿罚",所谓的"赏"其实就是奖赏,"罚"就是刑罚,意思是让万事万物都去自然生长,而不要去抑制处罚。

"此春气之应,养生之道也":这就是适应春天的特点来调节机体的生长。自然界有生、长、化、收、藏这五种气,天人相应,人体也有生、长、化、收、藏这五种气。春天对应的是人体的"生"气,要让人体的"生"气生机勃勃起来,这就是适应春天的养生方法的基本思路。

"逆之则伤肝":违背了这个原则,就会伤及肝气,肝气受伤之后,就容易出现肝郁、肝火旺、肝血虚的症状。肝主情志,肝郁则表现为情绪不畅、抑郁,肝气横逆克脾则食欲缺乏;女性容易出现脸上长痘,尤其是肝胆经所过的部位长痘,以及眼睛红、乳腺增生、来月经前后乳腺疼痛或者胀痛,这都是伤了肝气、肝郁的表现;此外,因肝经"络阴器",部分男性会出现性功能减弱的症状;女性肝经的"络阴器"功能受损伤之后,会出现一些妇科的疾病征象,如不孕不育、卵巢囊肿、子宫肌瘤等,这都与肝气所伤有关系。

"夏为寒变,奉长者少":因为春天升发温暖的阳气,是夏天旺盛阳气的基础。这个基础一旦薄弱,春天的阳气不能升发,到了夏天的阳气当长就不能长,就会出现阳气不足的虚寒病,所谓的"奉长者少"("长"字念zhang),指奉迎和供给夏季养长之气的能力就会差。

总之,春天冰雪融化、大地复苏、万物欲生,生命开始了新一轮的生长。春天也由此和生命、生机联系在一起。在春天万物复苏、万物生长的时候,我们人体的精神意志也应该生机勃勃,顺应自然界"万物以荣"的规律,晚上十一点之前要休息，早上应早起，起床之后应进行晨练，疏通经络气血。

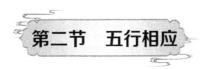

第二节　五行相应

一、肝胆与四时春相应

解剖学的肝位于腹部，横膈之下，右胁下而偏左。中医学之肝，在五行属木，为阴中之阳，与胆、目、筋、爪等构成肝系统。肝主疏泄，喜条达而恶抑郁，体阴用阳。肝在体合筋，其华在爪，在窍为目，在液为泪，在神为魄，在志为怒，在时为春，在方位主东方。足厥阴肝经与足少阳胆经在肝与胆之间相互络属，故肝与胆相为表里，与四时春相应。《素问·刺禁论》载"肝生于左，肺藏于右"，因左右为阴阳之道路，人生之气，阳从左升，阴从右降。"肝为阳主升发"，肝属木，应春，位居东方，为阳生之始，主生又主升，故肝体居右而其气自左而升；"肺为阴主肃降"，肺属金，应秋，位居西方，为阴藏之初，主杀又主降，故肺居膈上而其气自右而降。可见"左肝右肺"不是指解剖部位而言，而是指其功能特点而言。

1. 肝的生理功能

（1）肝主疏泄

肝主疏泄是指肝具有疏通、舒畅、条达以保持全身气机疏通畅达、通而不滞、散而不郁的作用。疏，即疏通、疏导。泄，即升发、发泄。疏泄，即升发、发泄、疏通。肝主疏泄是保证机体多种生理功能正常发挥的重要条件。

肝主疏泄在人体生理活动中主要起以下作用。

1）调畅气机

气机，即气的升降出入运动。人体是一个不断发生着升降出入的气化作用的机体。气化作用的升降出入过程是通过脏腑的功能活动而实现的。肝主疏泄的生理功能，则关系人体全身的气机调畅。人体脏腑经络、气血津液、营卫阴阳，无不赖气的升降出入而相互联系，维持其正常的生理功能。肝的疏泄功能，对全身各脏腑组织的气的升降出入之间的平衡协调，起着重要的疏通调节作用。因此，肝的疏泄功能正常，则气机调畅、气血和调、经络通利，脏腑组织的活动也就正常协调。

2）调节精神情志

情志，即情感、情绪，是指人类精神活动中以反映情感变化为主的一类心理过程。中医学的情志属狭义之"神"的范畴，包括喜、怒、忧、思、悲、恐、惊，亦称之为七情。肝通过其疏泄功能对气机的调畅作用，可调节人的精神情志活动。人的精神情志活动，除由心神所主宰外，还与肝的疏泄功能密切相关，故《素问·灵兰秘典论》有"肝主谋虑"之说。谋虑就是谋思虑，深谋熟虑。肝主谋虑就是肝辅佐心神参与调节思维、情绪等神经精神活动的作用。在正常生理情况下，肝的疏泄功能正常，肝气升发，既不亢奋，也不抑郁，舒畅条达，则人就能较好地协调自身的精神情志活动，表现为精神愉快、心情舒畅、理智清朗、思维灵敏、气和志达、血气和平。若肝失疏泄，则易于引起人的精神情志活动异常。疏泄不及，则表现为郁郁寡欢、多愁善虑等；疏泄太过，则表现为烦躁易怒、头胀头痛、面红目赤等。《柳洲医话》曰："七情之病，必由肝起。"

肝主疏泄失常与情志失常，往往二者互为因果，但亦有所不同。肝失疏泄而情志异常，称之为"因郁致病"。因情志异常而致肝失疏泄，称之为"因病致郁"。

3）促进消化吸收

脾胃是人体主要的消化器官。胃主受纳、脾主运化、肝主疏泄是保持脾胃正常消化吸收的重要条件。肝对脾胃消化吸收功能的促进作用，是通过协调脾胃的气机升降和分泌、排泄胆汁而实现的。

协调脾胃的气机升降：胃气主降，受纳腐熟水谷以输送于脾；脾气主升，运化水谷精微以灌溉四方。脾升胃降是脾胃消化运动的形式。肝的疏泄功能正常，是保持脾胃升降枢纽能够协调不紊的重要条件。肝属木，脾胃属土，土得木而达。《血证论·脏腑病机论》曰："木之性主乎疏泄。食气入胃，全赖肝木之气以疏泄之，而水谷乃化。设肝之清阳不升，则不能疏泄水谷，渗泄中满之证在所难免。"可见，饮食的消化吸收与肝的疏泄功能有密切关系。肝的疏泄功能，既可以助脾之运化，使清阳之气升发，水谷精微上归于肺，又能助胃之受纳腐熟，促进浊阴之气下降，使食糜下达于小肠。若肝失疏泄，犯脾克胃，必致脾胃升降失常，临床上除具肝气郁结的症状外，既可出现胃气不降的嗳气脘痞、呕恶纳减等肝胃不和的症状，又可出现脾气不升的腹胀、便溏等肝脾不调的症状。故曰："肝气一动，即乘脾土，作痛作胀，甚则作泻，又或上犯胃土，气逆作呕，两胁痛胀。"

生活中很多人都发生过这样的情况：遇到生气的事情（暴怒伤肝），或者情绪抑郁（肝郁不舒）的时候，多出现呃逆不断、反酸、纳食不香或不欲饮食。此皆因肝的疏泄功能异常影响脾胃的消化、运化功能。

分泌、排泄胆汁：胆附于肝，内藏胆汁，胆汁具有促进消化的作用。胆汁是肝之余气积聚而成。肝的疏泄功能正常，则胆汁能正常地分泌和排泄，有助于脾胃的消化吸收功能。如果肝气郁结，则会影响胆汁的分泌和排泄，可导致脾胃的消化吸收障碍，出现胁痛、口苦、纳食不化，甚至黄疸等。总之，脾为阴中之至阴，非阴中之阳不升，土有敦厚之性，非曲直之木不达。肝气升发，疏达中土，以助脾之升清运化、胃之受纳腐熟。

4）维持气血运行

心主血脉、肺助心行血、脾统摄血液，而肝的疏泄能直接影响气机调畅。血之源头在于气，气行则血行，气滞则血瘀，只有气机调畅，才能保证气血的正常运行。所以肝气舒畅条达，血液才得以随之运行，藏泻适度。若肝失疏泄，气机不调，必然影响气血的运行。如气机阻滞，气滞而血瘀，则可见胸胁刺痛，甚至癥瘕积聚、肿块、痛经、闭经等；如气机逆乱，又可致血液不循常道而出血。

5）调节水液代谢

水液代谢的调节主要由肺、脾、肾三脏共同完成，与肝也有密切的关系。肝主疏泄，可以调畅三焦的气机，促进上肺、中脾、下肾三脏的水液代谢功能。三焦为水液代谢的通道，上焦不治则水泛高原；中焦不治，则水流中脘；下焦不治，则水乱二便。肝疏泄功能正常，则气机调畅，水道通利，气行水亦行。肝疏泄功能异常，则三焦气滞、气滞水停导致痰饮水肿等，所以"水者气之子，气者水之母，气行则水行，气滞则水滞"。由此可见，肝通过其疏泄调畅三焦脏腑气机的作用，来调节体内的水液代谢活动，这就是"理气以治水"的理论依据。

6）调节生殖功能

调理冲任：女性经、带、胎、产等特殊生理活动，关系许多脏腑的功能，其中肝脏的作用最为重要。"女子以肝为先天"，女子一生以血为重，由于行经耗血、妊娠聚血养胎、分娩出血等，有女子"有余于气，不足于血"之说。冲为血海，任主胞胎。冲任二脉与女子生理功能息息相关。肝为血海，冲任二脉与足厥阴肝经相通，而隶属于肝。肝主疏泄，可调节冲任二脉的生理活动。

调节精室：男子随肾气充盛，而天癸至，精气溢泻，具备了生殖功能。《格致余论》曰："主闭藏者，肾也；司疏泄者，肝也。"

（2）肝主藏血

肝有血海之称，是因为肝脏具有贮藏血液和调节血量的作用。肝藏血功能障碍，或表现为血液亏虚，就是肝无所藏、肝血不足，导致分布全身的血液不足，不能满足正常的生理功能所需，导致双目干涩昏花，甚至夜盲、肢体麻木、经脉拘急、月经量少、闭经等；或表现为血液妄行，就是肝不藏血，出现许多出血的症状，如吐血、月经过多、崩漏等。

肝主疏泄与肝藏血的关系是什么呢？疏泄是藏血的功能体现，藏血是疏泄的物质基础。肝之疏泄对藏血而言，生理上，血液运行需要心肺之气的推动、脾气的统摄及肝气的调节。从病理上讲，肝失疏泄会导致肝郁气滞、气机不畅，最后导致气滞而血瘀；太过会导致肝气上逆，血随气逆，产生出血等症状。

肝之藏血对疏泄而言，生理上，肝主藏血，血能养肝，使肝阳勿亢，保证疏泄功能的正常；从病理上讲，肝藏血不足或者肝不藏血会导致肝血不足，血不养肝，疏泄失职，产生夜寐多梦、女子月经不调等。

2. 肝的生理特性

（1）肝喜条达

肝为风木之脏，肝气升发，喜条达而恶抑郁。肝主升发是指肝具升发生长、生机不息之性，有启迪诸脏生长化育之功。肝属木，其气通于春，春木内孕生升之机，以春木升发之性而类肝，故称肝主升发，又称肝主升生之气。条达为木之本性，自然界中凡木之属，其生长之势喜舒展、顺畅、畅达，既不压抑又不阻遏而伸其自然之性。肝属木，木性条达，故条达亦为肝之性。肝喜条达是指肝性喜舒展、调畅、畅达，实即肝之气机性喜舒畅、调畅。在正常生理情况下，肝气升发、柔和、调畅，既非抑郁，也不亢奋，以冲和条达为顺。所以，唐容川《血证论·脏腑病机论》说："肝属木，木气冲和条达，不致遏郁，则血脉得畅。"若肝气升发不及，郁结不舒，就会出现胸胁满闷、胁肋胀痛、郁郁不乐等症状。如肝气升发太过，则见急躁易怒、头晕目眩、头痛头胀等症状。肝的这种特性与肝主疏泄的生理功能有密切关系。肝主疏泄的生理功能是肝喜升发条达之性所决定的。故《读医随笔·平肝者舒肝也非伐肝也》曰："肝之性，喜升而恶降，喜散而恶敛。"《内经博议》曰："以木为德，故其体柔和而升，以象应春，以条达为性……其性疏泄而不能屈抑。"

（2）肝为刚脏

肝是人体中的一个重要脏腑，古代医家称其为五脏的特使——将军之官，对一个国家来说，将军是一个国家的军队统帅，安内而守卫边疆，保护着国家的一切。"肝者，将军之官"说的是它的生理功能，后一句"谋虑出焉"，则说的是为将者必定智谋勇略、沉着镇定，而非善怒急躁、好动鲁莽之属。肝在五行属木，木曰曲直。"曲直"者，能屈能伸，柔韧刚毅。这说明肝为柔和而刚毅不屈之象，而非刚强暴急之晦。肝者谋虑于内、阳刚其外，而能安内以攘外，肝具有刚强之性，气急而动，易亢易逆，被称为将军之官。

（3）体阴而用阳

"体用"是中国古代哲学范畴的内容。体是指形体、实体，用指的是功能、作用、属性。在这里"体"指的就是脏腑的本体，就是肝的本体，"用"指的是肝脏的功能活动。"用阳"的含义有两条：从生理功能来讲，肝主动主升，在阴阳中动、升属阳；从病理变化来讲，肝阳上亢、肝风内动引起的眩晕、面赤、易怒、角弓反张等属于阳。"体阴"的含义有两个：第一指肝属于应藏的范畴；第二是肝藏血，血属阴。其意义在于，临床上对于肝病的治疗，往往用滋养阴血以益肝，或采用凉肝、泄肝等方法，以抑制肝气、肝阳之升动过度，即"用药不宜刚而易柔，不宜伐而宜和"。

3. 胆的生理功能

肝与胆相表里，凡十二脏皆取决于胆。胆为中空的囊状器官，位于腹腔，右胁下，附于肝短叶间。胆与肝通过经脉属络，互为表里。

（1）贮藏和排泄胆汁

胆内藏胆汁，因古人认为胆汁是精纯、清净的精微物质，故称胆汁为"精汁"，胆有"中精之府""清净之府""中清之府"之称。肝的疏泄功能正常与否，直接影响胆汁的分泌、排泄，若其疏泄功能正常，则胆汁循常道而行，二者共同完成胆汁的合成、排泄。反之，则胆汁既可上逆，亦可外溢而造成病变，如口苦、黄疸等。从中医观点来看，肝与胆是相表里的，二者属于相互照应、和谐共存的关系。生活中，我们形容两个人之间的交情深厚时常说"肝胆相照"，就是源于肝与胆的表里属络关系。

（2）主决断

胆有判断事物并使其做出决定的功能。在《素问·灵兰秘典论》中有这样一句话："胆者，中正之官，决断出焉"，指胆主决断的作用，不偏不倚，公正、果敢。同时，胆的决断还反映人体正气的盛衰，只有正气强盛充实的人，才能"胆气壮"，进而能主决断，有果敢行为。临床常见的口干口苦、默默不欲饮食、胁肋不适、情绪不宁等，都是胆气疏泄失常的表现。

胆的决断功能，对于抵御和消除某些精神刺激（如大惊卒恐等）的不良影响、调节和控制气血的正常运行、维持脏腑相互之间的协调关系有着重要的作用。自然环境、社会因素的变化，特别是剧烈的精神刺激，会影响脏腑气血的正常活动。胆气强壮之人，虽受突然刺激而有所影响，但其影响程度较轻，恢复较快；胆气虚弱之人，则往往因之而形成疾病。这反映了胆有维持精神及脏腑气血活动相对稳定的功能。

（3）调节脏腑气机

"凡十一脏取决于胆"体现出胆对于其他脏腑的协调平衡作用。胆合于肝，助肝之疏泄，以调畅气机，则内而脏腑，外而肌肉，升降出入，纵横往来，并行不悖，从而维持脏腑之间的协调平衡。胆的功能正常，则诸脏易安，所谓"十一脏皆赖胆气以为和"。

4. 胆的生理特性

胆为阳中之少阳，禀东方木德，属甲木，主少阳春升之气，故称胆气主升。胆气主升，实为胆的升发条达之性，与肝喜条达而恶抑郁同义。《脾胃论·脾胃虚实传变论》曰："胆者，少阳春升之气，春气升则万化安，故胆气春升，则余脏从之。胆气不升，则飧泄、肠澼不一而起矣。"

胆为清净之府，喜宁谧而恶烦扰。宁谧而无邪扰，胆气不刚不柔，禀少阳温和之气，则得中正之职，而胆汁疏泄以时，临事自有决断。邪在胆，或热，或湿，或痰，或郁之扰，胆失清宁而不谧，失其少阳柔和之性而壅郁，则呕苦、虚烦、惊悸、不寐，甚则善恐如人将捕之状。临床上常用温胆汤治疗虚烦不眠、呕苦、惊悸，旨在使胆复其宁谧温和之性而得其正。

二、肝胆之五行相应

"木曰曲直"是指树木枝条具有生长、柔和、能屈又能伸的特性，用以说明木有条达（板直）与柔和（揉曲）的两种属性，条达属阳刚，柔和属阴柔。木性可曲可直，枝叶条达，有升发的特性，与人五脏之肝喜条达而恶抑郁、有疏泄的功能相一致，故以肝属木。生理情况下，肝藏血，体得阴柔而用能阳刚；肝疏泄，用能阳刚则体得阴柔。在病理情况下，肝阴、肝血常为不足，肝阳、肝气常为有余。临床上常用"刚柔相济"的方法调肝。

1. 生克

《难经·七十七难》曰："所谓治未病者，见肝之病，则知肝当传之与脾，故先实其脾气，无令得受肝之邪，故曰治未病焉。"这一理论的基础是五行学说，因肝属木，脾属土，木能克土，其本意为肝病最易传脾，在治肝的同时，先调补脾气，使脾气充实，不受邪侵。此外，五行学说还用于解释内脏之间相互滋生或促进作用的关系。肾属水，肝属木，水有资生、助长木的作用，水生木是指肝木功能的正常发挥依赖于肾水的滋养。肾水（肾阴）充足可以助肝化生阴血，防止肝阳过亢。在疾病情况下，可以通过补肾水来滋肝阴、养肝血，这种方法又称为滋水涵木法。滋水涵木法常用于治疗肾阴亏、肝阴虚、肝火有余的证候，如头目眩晕、眼干发涩、耳鸣颧红、口干、五心烦热、腰膝酸软等。

2. 五志

《素问·阴阳应象大论》谓："在脏为肝……在志为怒。"肝在志为怒是指肝的生理功能与情志的"怒"有关，是人们在情绪激动时的一种情志变化。一般而言，怒志人人皆有，它是在一定限度内的情绪发泄，对维护机体生理平衡有重要意义。但大怒或郁怒不解，则属于一种不良的刺激，既可引起肝气郁结，气机不畅，精血津液运行输布障碍，痰饮瘀血及癥瘕积聚内生；又可使肝气上逆，血随气逆，发为出血或中风昏厥。故《素问·举痛论》称："怒则气逆，甚则呕血及飧泄，故气上矣。"若郁怒伤肝，则表现为心情抑郁、闷闷不乐；若大怒伤肝，则表现为烦躁易怒、激动亢奋；若肝气亢盛，或肝血不足，阴不制阳，肝阳亢逆，则稍有刺激，即易发怒。针对肝气郁结不舒的人群，宜疏肝解郁以使其调畅。

3. 五色

《内经·金匮真言论》："东方青色，入通于肝……其味酸……其臭臊。"五行中的青色泛指青属木入肝的功能系统，青色，属木，具有升发、条达的特性，代表着生长、活力和柔韧性，通于肝，主疏泄，具有养肝疏肝的效果。肝与青色相应，反映了肝脏在维持人体生理功能中的重要作用。所以青色食品多补肝，有利于稳定心情和缓解紧张的情绪，如青笋、青菜、青豆、菠菜等。

4. 五音

《黄帝内经》中记载："东方生风……在音为角。"在五脏与五音的关系中，角音与肝脏相对应，角音声扬激发最利于人体肝系之疏泄。人体以气血为用，气血流畅，全身气机条达，营养得以输送全身，身体代谢的废物也能及时排出体外，这样人体内部脏器运动和谐，体现于外则神清气爽、容光焕发。《列子御风》《春江花月夜》《渔舟唱晚》《江南好》等皆属于角调音乐。

5. 五味

《素问·阴阳应象大论》曰肝"在味为酸"。在酸、苦、甘、辛、咸五味中，酸味入肝，具有收敛之性。而春季阳气初升，肝气升发，在饮食上应选择有利于阳气、肝气升发之品，辛味发散，利于阳气、肝气的升发，因此春季应适当少食酸味食物，多吃辛味食物。唐代药王孙思邈认为："春日宜省酸增甘，以养脾气"，这是根据中医五行生克理论，肝属木，脾属土，春季肝气旺盛，容易克脾土，故春季还应多食甘味以养脾气，这是春季养生饮食选择的一般原则。

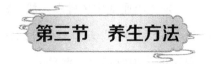

第三节　养生方法

常言道，"一年之计在于春"，做好春季养生，将是健康一整年的美好开端。依照中医"天人相应"的观点，人体只有及时顺应天时的变化，才能长久地保持健康。春季包括立春、雨水、惊蛰、春分、清明、谷雨六个节气。而在四季之中，气候最变化无常的当属春季六节气了。因此，人体养生一定要注意从春季的六节气开始。

一、立春

（一）养生歌诀

立春踏青宜养肝，早起晚睡泡脚眠；

防疫将息乍寒暖，春捂养阳防春寒；

制怒怡情好心态，寡欲避风似神仙。

【歌诀释义】立春节气，万物复苏，天气乍暖还寒，各种细菌病毒异常活跃，人容易患病，此时养生要以养"阳"为主。为了与大自然升发的春气相呼应，宜多到户外踏青游玩，不仅使身体得到锻炼，而且使心情得到放松；在起居方面应做到晚睡早起，睡前泡脚；穿衣重视防风保暖，不可过早脱掉棉衣；保持心情舒畅，避免抑郁发怒以利养护肝脏。

（二）节气特点

立春在二十四个节气中居于首位，在每年的公历2月4日前后。《月令七十二候集解》曰："立春，正月节。立，建始也。"立春，意味着春季的开始，此时太阳黄经达315°。我国古代将立春的十五天分为三候："一候东风解冻；二候蛰虫始振；三候鱼陟负冰"，意思是说，东风送暖，大地开始解冻；立春五日后，蛰居的虫类慢慢在洞中苏醒；再过五日，河里的冰开始融化，鱼开始到水面上游动，此时水面上还有没完全溶解的碎冰片，如同被鱼负着一般浮在水面。立春时节，万物复苏，天气乍暖还寒，气温忽高忽低，气压变化较大，依然处于数九寒天中的五九与六九，气候仍以风寒为主，因为当阴气和阳气进行交流的时候，便会出现风，尤其初春，更是多风。此时在我国北方，冷空气还占据着主导地位，甚至有的年份还会有强冷空气向南侵袭，造成较大范围的雨雪、大风和降温天气。

（三）养生原则

1. 起居养生

民间谚语说："立春雨水到，早起晚睡觉"，这种养生方法有一定的科学依据。早在《黄帝内经》中就载："春三月，此谓发陈，天地俱生，万物以荣，夜卧早起，广步于庭，被发缓形，以使志生，生而勿杀，予而勿夺，赏而勿罚，此春气之应，养生之道也。"也就是说，立春以后的睡眠，应遵循"晚睡早起，与日俱兴"的原则。但晚睡也要有个度，一般不能超过23点，起床时间可比冬季稍晚些。

立春一到，有些人便急着脱去厚厚的冬衣，这也是不可取的。因为在立春后的一段时间里，天气乍暖还寒，气温忽高忽低，防风保暖仍是此时养生的重点。谚语说："春捂秋冻，百病难碰。""春捂"要恰到好处。一般日平均气温未达到10 ℃时就需要"捂"，捂的重点部位应是颈背、腰腹、膝踝足。"捂颈背部"可预防感冒的发生。颈项部有风池、风府和大椎，背部有肺俞，是容易中风邪的地方，保护好颈背部，可以避免风邪侵袭，建议根据温度戴好围巾、帽子。"捂腰腹部"主要是前捂肚脐（神阙），温暖此处可鼓舞脾胃阳气，可以保护预防消化不良和腹泻；后捂腰部（命门与肾俞），温暖此处可鼓舞肾府阳气，预防腰痛和下肢肿胀麻木。"捂膝踝足部"可预防"寒从脚下起"，保护人体阳气，穿衣可遵循"下厚上薄"的原则，秋裤先别着急脱，防止脚冷。除了要加强脚部的保暖，还可多采用泡脚的方法。足为肾之根，泡脚可温肾阳。

另外，立春养生还应注意保健防病。因为天气刚刚转暖，各种致病细菌、病毒的生长繁殖加快，现代医学所说的流感、流行性脑脊髓膜炎、麻疹、猩红热、肺炎也多有发生和流行，为了避免春季疾病的发生，应尽量保持室内空气清新，要勤开窗、常通风。

2. 饮食养生

（1）多食辛甘发散食物

立春饮食调养要注意阳气升发的特性。《素问·藏气法时论》曰："肝主春……肝苦急，急食甘以缓之……肝欲散，急食辛以散之，用辛补之，酸泻之。"在五脏与五味的关系中，酸味入肝，具收敛之性，过多不利于阳气的升发和肝气的疏泄，因此立春应适当吃酸性食物，宜多吃辛甘发散之品，如香菜、韭菜、洋葱、芥菜、萝卜、豆豉、茼蒿、茴香、菠菜、黄花菜、蕨菜、大枣、百合、荸荠、桂圆、银耳等。其中，最值得一提的是萝卜，《燕京岁时记》中云："是日，富家多食春饼，妇女等多买萝卜而食之，曰'咬春'。谓可以却春困也。"中医认为，萝卜生食辛甘而性凉，熟食味甘性平，有顺气、宽中、生津、解毒、消积滞、宽胸膈、化痰热、散瘀血之功效。常食萝卜不但可解春困，而且可理气、祛痰、通气、止咳、解酒等。

（2）宜常吃芽菜

芽菜在古代被称为"种生"，最常见的芽菜有豆芽、香椿芽、姜芽等。立春吃芽菜有助于人体阳气的升发。《黄帝内经》曰："春三月，此谓发陈。"发，是发散的意思；陈，即陈旧。《黄帝内经》把万物发芽的姿态不叫发新而叫发陈，是因为这些植物的嫩芽具有将植物陈积物质发散掉的功效。因此，如果人体的阳气发散不出来，可借助这些嫩芽的力量来帮助发散。近年研究发现，芽菜中含有一种干扰素诱生剂，能诱生干扰素，增强机体抗病毒、抗癌肿的能力。芽菜的吃法以凉拌、煮汤为佳，这些吃法最能体现它幼嫩、爽口的特点。绿豆芽和黄豆芽性寒凉，在做芽菜的时候，可适量放一些辛辣、芳香、发散的调料，如配姜丝以中和其寒性。而绿豆芽寒性更重，易伤胃气，脾胃虚寒和患有慢性胃肠炎的人不要多吃。香椿芽最好先用沸水焯5分钟再凉拌。香椿不宜过多食用，否则易诱使痼疾复发，慢性病患者应少食或不食。

【茶饮食膳推荐】

①玫瑰花茶

原料：玫瑰花5朵，绿茶3克，或按此比例搭配。

做法：将玫瑰花及绿茶洗净备用，再用晾至80 ℃的温开水1000 mL冲泡，盖好焖10分钟后倒出频繁慢饮。

功效：疏肝解郁，活血调经。

适应证：肝气瘀滞所致的两肋胀痛、情绪低落、郁郁寡欢；肝胃不和之嗳气、脘腹胀痛；月经期间情绪不佳、脸色暗淡、痛经等症。饮用此茶有很好的提振情绪的作用。

注释：玫瑰花味甘、微苦，性温，归肝、脾经，具有疏肝解郁、活血止痛的功效；绿茶味甘、苦，性凉，归心、肺、胃经，具有清利头目、清心除烦、化痰消食、利尿解毒的功效。二者搭配，绿茶可抵消玫瑰花的温性，避免饮用后出现上火的现象。

注意事项：玫瑰花在泡水喝时应该注意使用80 ℃左右的温开水来冲泡，不宜使用100 ℃开水。因为玫瑰花中含有维生素C、多酚、原花青素等营养活性成分，不耐高温，受热后会失去原本功效。

②茉莉花茶

原料：茉莉花6克，红茶3克，西洋参1克，或按此比例搭配，蜂蜜适量。

做法：开水冲泡10分钟，加入蜂蜜即可饮用。

功效：理气解郁，益气生津。

适应证：胸膈不舒、泄痢腹痛、头晕头痛等症。

注释：茉莉花味辛、甘，性温，归脾、胃、肝经，具有理气止痛、平肝解郁、辟秽和中的功效。茉莉花香味较明显，香则能散气，行气力量较强，若长期饮用容易导致气虚，因此在茶中配伍少量西洋参益气生津，防止气虚的形成。

③枸杞菊花茶

原料：枸杞子10克，菊花3克，桑叶1克，或按此比例搭配，冰糖适量。

做法：将枸杞子、菊花同时放入杯中，用沸水冲泡，加盖焖15分钟后，加入适量冰糖即可饮用。

功效：平补肝肾、明目润肺。

适应证：此茶口感酸甜清香，用于肝火旺盛引起的口干、易怒、焦躁、头昏眼花、眼干眼痒、视物模糊等症。菊花和枸杞子都是经典的护眼药材，有缓解眼睛疲劳的功效，尤其是上班族、电脑族、手机族必备的茶饮。

注释：枸杞子味甘，性平，具有滋补肝肾的功效，是常用的滋补、美容、养生佳品。菊花味辛、甘、苦，性微寒，归肺、肝经，具有疏散风热，平抑肝阳，清肝明目，解毒消肿的功效。桑叶味苦、甘，性寒，功效与菊花类同，并具有润肺之功。三者搭配，散中有补，清肝不伤肝，共奏疏风散热、清肝明目的功效。

④虾仁韭菜

原料：虾仁30克，韭菜250克，鸡蛋1个，或按此比例搭配，盐、酱油、淀粉、植物油、香油各适量。

做法：虾仁洗净泡发，约20分钟后捞出沥干待用；韭菜择洗干净，切成3cm的长段备用；鸡蛋打破盛入碗内，搅拌均匀后加入淀粉、香油调成蛋糊，把虾仁倒入拌匀待用。炒锅烧热倒入植物油，待油热后下虾仁翻炒，蛋糊凝住虾仁后放入韭菜同炒；待韭菜炒熟，放盐、酱油，淋香油，搅拌均匀起锅即可。

功效：温肾固阳，健脾疏肝。

适应证：肾阳不足之遗精、阳痿、早泄、食欲不佳、遗尿、小便频数、产后乳胀等症。

注释：韭菜炒虾仁是一道非常有名的补肾阳的菜品。韭菜，又叫壮阳草，味辛，性温，归肾、胃、肺、肝经，具有补肾、温中、行气、散瘀、解毒的功效。虾仁味甘、咸，性温，归肝、肾经，具有补肾壮阳、滋阴息风的功效。二者性温，均有补肾功效，搭配在一起食用补肾的功效更加出色。另外，韭菜含有大量粗纤维，能刺激肠壁，增强肠蠕动，故用于习惯性便秘患者之膳食。

注意事项：阴虚内热及疮疡、目疾患者慎食。

⑤葱爆里脊丝

原料：猪里脊肉 250 克，大葱 10 克，料酒 10 克，盐 5 克，味精 3 克，醋 2 克，鸡蛋清 20 克，淀粉 20 克，猪油 70 克，香油 4 克，白糖 5 克，或按此比例搭配。

做法：将大葱洗净切成丝；淀粉加水适量调匀成水淀粉约 40 g，待用；将里脊剔去筋，先片成大薄片，再顺切成 0.3 cm 粗、7 cm 长的丝，放盆内加盐 2 克、水淀粉和蛋清，搅拌浆好。取一个小碗，将适量料酒、盐、味精、醋、葱丝、白糖兑好汁。炒锅放在旺火上，放猪油烧至三四成热时，拨入里脊丝，拨散划透后即倒入漏勺内控油；原锅中留少许底油，上旺火，倒回里脊丝，烹入兑好的调味汁，迅速颠抖均匀，淋入香油，撒上大葱丝，出锅装盘即可。

功效：补肾和胃，促进食欲。

适应证：春季食欲不振。

注释：猪肉味甘、咸，性微寒，归脾、胃、肾经，具有滋阴补肾、益气养血、消肿的功效。大葱味辛，性温，入肺、胃二经，具有发汗解表、散寒通阳的功效，由于其辛香升散，能促进胃肠蠕动，有助于开胃醒脾、调和中焦，可减少猪肉的油腻之性。

⑥杂菜羹

原料：豆芽、芹菜各 80 克，韭菜、小葱、蒜苗、芫荽各 50 克，生姜 3 片，或按此比例搭配，植物油、淀粉、食盐各适量。

做法：以上蔬菜除生姜切片外，其余分别洗净、切碎。在锅内加入清水1000 mL，大火烧沸，下适量生植物油，下豆芽滚沸，改中火稍煮，下芹菜、韭菜稍煮，推入湿淀粉芡后，再下葱、蒜苗、芫荽煮沸，调入适量食盐便可直接食用。

功效：助阳升发，强健脏腑。

适应证：用于体虚养生，也适用于习惯性便秘的防治。

注释：立春之后，体内阳气开始升发，豆芽、韭菜、蒜苗、芫荽、小葱等蔬菜具有辛温升散的作用。此时食用此膳，可使人体肝气顺利向上升发，使冬季原本潜藏在体内的气血由里向外调动，以适应春天人们对气血的需求，从而达到旺盛生机、强健脏腑功能的养生目的。此外，因为本膳含多种蔬菜，富含膳食纤维，可促进大便排泄。

3. 运动养生

立春时天气虽已转暖，但仍很寒冷，此时运动应选择踏青、散步、慢跑、打太极等强度不太大的方式，以微有汗出为度，避免运动后气喘吁吁、大汗淋漓，否则易损耗阳气，对养生不利。踏青是立春时较为适宜的运动，因为此时多去户外游玩，能与大自然升发的春气相呼应，不仅锻炼了身体，而且放松了心情，有利于调养肝气。

【运动推荐】白鹤展翅飞。

【具体方法】①双手平举，单脚站立，轻轻跷起脚跟，保持 3 ～ 5 秒后放下脚跟，一只脚做 5 次，再换另一只脚，如此循环 3 ～ 5 分钟，感觉头脑清醒即可。②双腿跨开，与肩同宽，脚尖朝向前方，保持身体的重心，让身体处于放松的状态。掌心向内，举起右臂，尽量贴近耳后，指尖向上延伸。手臂带动身体向左侧下压拉伸，细心感受右侧肋部的肌肉舒展。上下弹压 15 秒后，换另一侧重复此动作。下压时不要勉强，有轻微紧绷感即可。

4. 情志养生

立春养生应以养肝为主，养肝切忌"怒"。生气发怒易导致肝脏气血瘀滞不畅而成疾。现代医学研究表明，不良的情绪易使神经内分泌系统功能紊乱，免疫功能下降，容易引发精神病、肝病、心脑血管等疾病。因此，立春时应注意调养精神，保持乐观情绪，力戒暴怒，即使生气也不要超过 12 小时，尽量保持心态平和，以使肝气顺达、正常升发。

5.经络养生

（1）节气灸

艾灸肝经上的一些穴位可以对情绪低落者提升肝阳以提振情志，以达到益肝气、滋肝血、疏肝利胆的作用，让肝气处于一种平衡状态以助阳气正常升发。

【选穴】太冲、中封、气海。

【定位】

太冲：位于足背侧，第 1、第 2 跖骨结合部之前凹陷处。太冲为人身之大穴也。

中封：位于足背侧，足内踝前，商丘与解溪连线之间，胫骨前肌腱的内侧凹陷处。

气海：在下腹部，前正中线上，当脐下 1.5 寸。

【注解】

太冲：穴当冲脉之支别处，肝与冲脉相应，脉气合而盛大，故名太冲，太冲乃足厥阴肝所注之输穴，乃肝经要穴。

中封：肝经经穴。经，经过也，动而不居也。本穴为肝经风气经过之处，气血的运行为动而不居，故为肝经经穴。

气海：生气之海，气血之会，呼吸之根，藏精之府。灸之能益脏真，回生气，固元阳，故能加强膀胱之气化，使膀胱之水化气上升布达周身，洒陈五脏六腑，为下焦之要穴。

【操作方法】温和灸太冲、中封，每次每个穴位治疗时间大概在 30 分钟；隔姜灸气海，灸九壮，因为九为至阳之数，故选用九壮以升补阳气。如年老体虚者，可适当延长灸的时长。

【注意事项】如果遇口干口苦、舌苔黄厚腻者，慎用艾灸法。

（2）穴位点按

1）按揉期门

【定位】位于胸部，乳头直下，第6肋间隙，前正中线旁开4寸。

【操作方法】按摩时取坐位或卧位均可，以双手拇指对期门进行按揉（三揉一按），9次数为1个循环，共4个循环，按揉的力量要适宜。

【注解】期门为肝经的募穴，每天早上和晚上各施行一遍按揉，可调理因肝气不舒引起的胸胁胀满、呕吐、吞酸、呃逆、腹胀等症，能够使肝之疏泄功能得到显著提高。此外，还能在一定程度上对脂肪肝、肝硬化、慢性肝炎等病证进行预防和治疗。

2）拍打肝俞

【定位】第9胸椎棘突下，旁开1.5寸。

【操作方法】将双手反背，手背有节奏慢速拍打肝俞，右手拍打左肝俞，左手拍打右肝俞，左右共36次，力度要适宜。

【注解】该穴在人体背部肝区，具有疏肝理气、增强肝疏泄与藏血功能的作用。同时反背手还有利于肩、肘关节肌肉、韧带的柔韧性，预防其粘连。

3）点按足三里、太冲、行间

【定位】

足三里：在小腿外侧，犊鼻下3寸，距胫骨前嵴外一横指处，犊鼻与解溪连线上。

太冲：在足背，第1、第2跖骨间，跖骨结合部前方凹陷中，或触及足背动脉搏动处。

行间：在第1、第2趾间，趾蹼缘的后方赤白肉际处。

【操作方法】以拇指对足三里、太冲、行间进行点按，力度自轻到重，按压要连续均匀，9次数为1个循环，共4个循环。

【注解】对足三里、太冲二穴施行点按刺激能够起到疏肝理气之功，调理由各种体内经络不通、气血瘀滞导致的诸多疾病，如经常性头晕目眩、嗳气反酸、失眠多梦等；再对行间施行点按能够疏解肝气，加强肝之疏泄功能。

6.香疗附方——野菊川芎枕

【组成及用法】野菊花 500 克，川芎 300 克。将川芎烘干，研为粗末，与晒干的野菊花混匀，用纱布包裹缝好，装入枕芯即成。

【适应证】各型颈椎病以头晕、颈项及肩背部酸麻沉痛为主要表现者，尤其适宜于中医辨证属肝肾不足、气滞血瘀者。

菊花，质柔润，气清香，味苦寒，能借其清香之气，行散风清热、平肝明目之效。《本草新编》载："甘菊花，气味轻清，功亦甚缓，必宜久服始效，不可责以近功，惟目痛骤用之，成功甚速，余则俱于缓始能取效也。近人多种菊，而不知滋补之方间有用之者。又取作茶茗之需，以为明目也。"菊花不但有清香之气，使人神怡，而且有明目、祛暑的作用，可缓解两眼昏花、头晕、头痛等。南宋大诗人陆游一生酷爱药枕，并留下了许多菊枕诗篇，其《剑甫诗稿》云："昔年二十时，尚作菊枕诗，采菊缝枕囊，余香满室生。"另云："头风使菊枕，足痹倚香床。"菊花的清香之气，能够上达头目，发挥明目止痛的功效。

二、雨水

雨水时节，天气变化不定，是全年寒潮过程出现最多的时节之一，忽冷忽热，乍暖还寒，南方地区地湿之气渐升，所以一定要注意雨水节气的养生保健工作，预防疾病的发生。

（一）养生歌诀

雨水润物细无声，适当锻炼导引功；

省酸增甘食热粥，心存淡泊制怒平；

当心脾胃受寒湿，春捂涵阳防疫病。

【歌诀释义】雨水时节降水增多，天气依然寒冷，勿过早脱去棉衣，以免感受寒湿之邪而发病；饮食方面宜多吃甘味、少吃酸味食物，也应多喝粥以养脾胃；适当练导引功以锻炼身体；注意调摄精神，尽量做到淡泊名利，保持心气平和。

（二）节气特点

雨水是二十四节气中的第二个节气，时值每年公历 2 月 19 日前后，太阳黄经达 330°。此时，气温回升、冰雪融化、降水增多，故取名为雨水。《月令七十二候集解》云："正月中，天一生水。春始属木，然生木者必水也，故立春后继之雨水。且东风既解冻，则散而为雨矣。"意思是说，雨水节气前后，万物开始萌动，春天就要到了。如在《逸周书》中就有雨水节后"鸿雁来""草木萌动"等物候记载。我国古代将雨水分为三候："一候獭祭鱼；二候鸿雁来；三候草木萌动。"意思是说，雨水节气一到，水獭开始捕鱼了，将鱼摆在岸边如同先祭后食的样子；五天过后，大雁开始从南方飞回北方；再过五天，在"润物细无声"的春雨中，草木随地中阳气的上腾而开始抽出嫩芽。从此，大地渐渐开始呈现出一派欣欣向荣的景象。雨水节气过后，我国大部分地区已无严寒，也不多雪，开始下雨，雨量渐渐增多。但此时冷空气活动仍很频繁，不时会有寒潮出现。

（三）养生原则

1. 起居养生

雨水时节尚属早春，此时天气乍暖还寒，气温尚低，且昼夜温差变化大，湿度增加。雨水时气温虽然不像寒冬腊月时那么低，但由于天气转暖，人体的毛孔开始打开，对风寒之邪的抵抗力有所降低，故人们要注意防寒，不应急于脱去冬季保暖衣，尤其是素有关节痛的人，更应重视肩、腰、腿等部位关节的保暖，以免寒湿之邪外侵而引发疾病。

中医认为，雨水节气与人体的手少阳三焦经相对应，三焦是六腑中最大的腑，具有主持诸气、疏通水道的作用，能通百脉。手少阳三焦经亥时（21～23点）旺，亥时是十二时辰中最后一个时辰，被称为"人定"，其含义为夜已很深，人们停止活动，此时是安歇睡眠的时间。人如果在亥时睡觉，百脉可得到最好的休养，"亥时百脉通，养身养娇容"，对健康十分有益。

2.饮食养生

（1）省酸增甘以养脾

唐代药王孙思邈认为："春日宜省酸增甘，以养脾气。"雨水节气宜少吃酸、多吃甜味食物以养脾。中医认为，春季与五脏中的肝脏相对应，人在春季肝气容易过旺，太过则克己之所胜，肝木旺则克脾土，对脾胃产生不良影响，妨碍食物的正常消化吸收。因此，雨水节气在饮食方面应注意补脾。甘味食物能补脾，而酸味入肝，其性收敛，多吃不利于春天阳气的升发和肝气的疏泄，还会使本来就偏旺的肝气更旺，对脾胃造成更大伤害。故雨水饮食宜省酸增甘，多吃甘味食物，如山药、大枣、小米、糯米、薏苡仁、豇豆、扁豆、黄豆、胡萝卜、芋头、红薯、土豆、南瓜、桂圆、栗子等，少吃酸味食物如乌梅、酸梅等。同时宜少食生冷油腻之物，以顾护脾胃阳气。

（2）多食粥以养脾胃

雨水节气还应适当多喝粥以养脾胃。粥被古人誉为"天下第一补人之物"。粥以米为主，以水为辅，水米交融，不仅香甜可口，便于消化吸收，而且能补脾养胃、去浊生清。唐代孙思邈《备急千金要方》中记载："春时宜食粥，有三方：一曰地黄粥，以补虚。取地黄捣汁，待粥半熟，以下汁。复用棉包花椒50粒，生姜一片同煮，粥熟，去棉包，再下熟羊肾一具，碎切成条，如韭叶大，加少许食盐食之。二曰防风粥，以去四肢风。取防风一大份，煎汤煮粥。三曰紫苏粥，取紫苏炒微黄香，煎汤汁作粥。"除了以上三款粥，还可常食扁豆人枣粥、山药粥、栗子桂圆粥等。另外，雨水时天气逐渐转暖，早晚温差较大，风邪渐增，风多物燥，人体易出现皮肤脱皮、口干舌燥、嘴唇干裂等现象，故此时应多吃新鲜蔬菜、水果以补充水分。

【茶饮食膳推荐】

①大枣饮

原料：大枣6枚，陈皮2克，或按此比例搭配。

做法：将大枣、陈皮以清水冲洗干净，备用。将大枣放入锅中加水，以大火煮沸，再转为小火慢慢炖煮。待枣肉熟烂时即可盛出食用。

功效：补脾和胃，养血安神。

适应证：脾虚导致的腹泻、胃胀、疲劳乏力等症。也可用于脾气虚弱不能摄血的过敏性紫癜。

注释：大枣味甘，性温，具有补中益气、养血安神、缓和药性、美容养颜的功效，搭配少量陈皮行气燥湿，补而不滞，减少大枣的滋腻碍胃。

②藿香茶

原料：藿香10克，生姜6克，红茶3克，或按此比例搭配，冰糖适量。

做法：将藿香放入锅中，用水煎煮5分钟，去渣取汁。生姜切丝。将红茶、生姜丝一同放入藿香汁中，浸泡10分钟后，加入适量冰糖，即可饮用。

功效：芳香化湿，散寒解表。

适应证：胃口不佳、舌苔白腻、恶心、呕吐、鼻塞、流涕、乏力、口淡无味等症。

注释：藿香味辛，性微温，归脾、胃、肺经，具有祛暑解表、化湿和胃的功效。生姜味辛，性微温，归肺、脾、胃经，具有解表散寒、温中止呕、化痰止咳的功效。雨水节气，降雨增多，自然界湿气较重，正适合饮用此茶。

③大枣花生粥

原料：大枣、花生、冰糖各30～50克，或按此比例搭配。

做法：大枣、花生洗净备用，将花生放入砂锅，加适量水，熬煮1个小时，再加入大枣熬煮30分钟，调入冰糖即成。

功效：健脾、益气、养肝。

适应证：神疲乏力、食少纳呆、面色萎黄等症。

注释：花生味甘，性平，归脾、肺经，具有健脾养胃、润肺化痰的功效。配合大枣健脾养血。

④山药薏苡仁粥

原料：山药 30 克，薏苡仁 30 克，莲肉（去心）15 克，大枣 10 枚，小米 50～100 克，或按此比例搭配，白糖（冰糖）少许。

做法：将山药、薏苡仁、莲肉、大枣与小米共煮粥，粥熟后，加白糖少许。

功效：健脾、益气、除湿。

适应证：脾虚、食少纳呆、腹胀便溏等症。

注释：山药味甘，性平，归脾、肺、肾经，具有补养脾胃、生津益肺、补肾涩精的功效。薏苡仁味甘、淡，性凉，归脾、胃、肺经，具有利水渗湿、健脾除痹、清热排脓的功效。莲肉、大枣、小米具有健脾功效。

⑤扁豆小米粥

原料：扁豆角 30 克，小米 50 克，或按此比例搭配。

做法：先将扁豆角切碎，再用盐腌约半小时入味，便可与小米同时煮粥。

功效：调脾暖胃，除湿止泻。

适应证：胃脘冷痛、腹胀便溏、肢体无力等症。

注释：扁豆味甘，性平，归脾、胃经，具有健脾化湿的功效。搭配健脾养胃的小米，更加强了暖胃、除湿、健脾、养肾、益肠的作用。

3. 运动养生

雨水节气可适当练导引功以锻炼身体，具体做法：每天晚上，盘坐，两手相叠按右大腿上。上体向左转，脖项向左扭转牵引，略停数秒，再以同样动作转向右，左右各做 15 次。然后上下牙齿相叩 36 次。漱津（舌顶上腭，并两颊、上下齿唇间，此时唾液增加分泌，养生家称为津液），待津液满口分 3 次咽下，意想把津液送至丹田。如此漱津 3 次，一呼一吸为一息，如此 36 息而止。常练此功法可改善咽喉干肿、呕吐、呃逆、喉痹、耳聋、多汗、面颊痛等症。

推荐反复练习中医古典功法"八段锦"中"两手托天理三焦，调理脾胃需单举"两式，睡觉前练习 5 ～ 10 分钟，配合深呼吸，对睡眠质量差的人群非常有益。

4. 情志养生

雨水节气天气变化不定，很容易引起人的情绪波动，使人出现精神抑郁、忧思不断等表现，对健康造成较大影响。尤其对一些有慢性疾病患者更是不利，如高血压、心脏病、哮喘患者。中医认为，忧思伤脾。也就是说，人过度忧虑，会影响脾胃功能。例如，我们若在吃饭前与人发生争执或发生其他不愉快的事，就会有"气饱了"的感觉，这时若强制进食，很可能会产生恶心、呕吐等症状。因为低落的情绪可使人的中枢神经受到抑制，而使交感神经兴奋，导致各种消化液分泌减少，还可使消化系统肌肉活动失调，造成食欲降低、恶心、呕吐等症状。因此，雨水节气情志养生至关重要。我们应尽量调整心态，做到心情恬淡、开朗豁达、与人为善，遇到不顺心的事也不要冥思苦想钻牛角尖，力争及时从不良情绪中摆脱出来。肝喜顺畅而恶抑郁，只有保持心平气和的状态，才能使肝气平稳，脾胃才得以安宁。

5. 经络养生

（1）节气灸

雨水节气空气中水分增加，导致气温乍暖还寒，而且寒中有湿。这种寒湿的气候易导致人体脾虚，出现"寒湿困脾"。"寒湿困脾"可日常表现为体倦乏力，体型肥胖，口中黏腻，不思饮食，上腹胃脘部胀闷，大便溏薄，小便不利，或女性痛经、白带量多等。此时艾灸可以扶助阳气、祛除体内的湿邪。

【选穴】气海、大椎、中脘、足三里。

【定位】

气海：在下腹部，前正中线上，脐中下 1.5 寸的位置，是任脉上非常重要的穴位。

大椎：属督脉。三阳、督脉之会。在后背正中线上，第7颈椎棘突下凹陷中。

中脘：在上腹部，前正中线上，脐上4寸。

足三里：在小腿外侧，犊鼻下3寸，距胫骨前嵴外一横指处，犊鼻与解溪连线上。

【操作方法】温和灸足三里，配合雀啄灸大椎，每次每个穴位治疗时间大概在30分钟，隔姜灸气海、中脘，灸九壮。如年老体虚者，可适当延长灸法的时长。

【注解】

气海：气的海洋，艾灸气海有促进身体气化的作用。雨水节气，自然界水蒸气开始增多，人体的水蒸气也会增多，这时候灸气海，可以帮助身体水分的气化。尤其是这段时间会口干舌燥、睡眠不安稳，灸气海会有很大的帮助。

大椎：为手足三阳、督脉之会。督脉为诸阳之海，统摄全身阳气，而太阳主开、少阳主枢、阳明主里，故本穴可清阳明之里，启太阳之开，和解少阳以驱邪外出而主治全身热病及外感之邪。

中脘：本穴为胃之募，腑之会，又系手太阴、少阳、足阳明、任脉之会所，故可用治一切腑病（胃、胆、胰腺、大小肠），尤以胃的疾病为先，有疏利中焦气机、补中气之效。

足三里：足阳明胃经之合穴，五行属土；胃之下合穴。有健脾和胃，扶正培元，通经活络，升降气机的作用。《四总穴歌》提到"肚腹三里留"，说明足三里有健脾和胃、补中益气、通肠导滞之功。足三里同时是防病、养生、保健的第一大穴，民间甚至有"艾灸足三里，胜吃老母鸡"的说法。

（2）经络按摩

1）头部梳理

【操作方法】使头发散开，头微往后仰。首先必须全头梳，用厚重与稀齿的牛角梳或十指尖均匀散开梳理散乱的发端，开始自前发际梳至颈后的发根处，再从耳尖处往巅顶（百会）处梳理，各3次；然后用梳子齿或指尖并拢揉按风池与风府3分钟。也可以一边梳一边对头皮加以按摩。要求速度缓慢、指下有力，以此促进血液循环。

【注解】在雨水节气，人体经常会感受风邪，那么如何躲避风邪的侵袭呢？梳头会防止风邪侵入人体。《圣济总录·神仙导引》中载有："梳欲得多，多则祛风，血液不滞，发根常坚。"《延寿经》则有"发多梳能明目祛风"的说法。人头部的后面存在着三个穴位，即两个风池，一个风府。中医上有"风府、风池寻得到，伤寒百病一时消"之说。时常梳头，会对这三大穴位形成刺激，确保气血通畅，令风邪绕道而行。

风池具有抵御风邪侵入人脑的作用，若是想要攻克这个"城"，就务必先破掉这个"池"，此为风池的意义所在。风府表明其为风聚集的场所，进而也为生气、和气、动气聚集的场所。可见，风府的意义便是表明，其为生命的所在地，因此这是人体的一个大穴。

2）按摩腹部

【操作方法】仰卧或平卧，以肚脐为中心，将双手掌重叠，稍用力按压在腹部，按顺时针与逆时针方向交替旋转按摩5～10分钟即可。

【注解】早上醒来或晚上睡前在床上进行腹部按摩，便于直接接触皮肤，长期坚持，可有效排除中焦脾胃湿毒，促进消化，并有利于改善睡眠质量。也可在皮肤上涂擦精油利于润滑且不伤皮肤。

6.香疗附方——辛夷药枕

【组成及用法】取白芷、辛夷各等分，装入枕芯，睡时枕之。

【适应证】鼻塞不通，香臭不闻，流涕腥臭，头痛、眉棱骨痛之鼻渊。

辛夷，气芳香，味辛而稍苦，性温，能宣发卫气，开泄腠理，疏解在表之风寒。《神农本草经百种录》载："凡芳香之物，皆能治头目肌表之疾。"辛夷治疗鼻部炎症效果较好，是中医治疗鼻疾之要药。辛夷除供中医临床配方使用外，因气味芳香还作为高级香料的原料，在药品和食品加工、高档卷烟制作、化妆品、日用化工等方面应用广泛。

三、惊蛰

（一）养生歌诀

惊蛰闻雷万物长，条达肝气和阴阳；

多练静功防冷风，温补忌怒肝脾祥；

少酸多甘温不燥，多食野菜保安康。

【歌诀释义】惊蛰时"春雷响，万物长"，养生要重视条达肝气、平衡阴阳。饮食上宜少吃酸味、多吃甘味食物以健脾，适当食温热食物以壮阳御寒，多食野菜亦有利于健康；选择慢跑、太极拳、放风筝、坐功等较柔和的运动方式；精神上注意调节情绪，切忌妄动肝火。

（二）节气特点

惊蛰是二十四节气中的第三个节气，时值每年公历 3 月 6 日前后，太阳黄经达 345°。"惊"是惊醒、惊动之意；"蛰"是"蛰伏"之意。"惊蛰"的意思是说春雷始鸣，惊醒了蛰伏于地下冬眠的昆虫。《月令七十二候集解》中说："二月节，万物出乎震，震为雷，故曰惊蛰，是蛰虫惊而出走矣。"我国古代将惊蛰分为三候："一候桃始华；二候仓庚（黄鹂）鸣；三候鹰化为鸠"，指出此时蛰伏在泥土中冬眠的各种昆虫开始惊醒，过冬的虫卵也要开始孵化。由此可见，惊蛰是反映自然物候现象的一个节气。按照一般气候规律，惊蛰前后各地天气已开始转暖，雨水渐多，我国华北地区日平均气温上升至 3～6 ℃，江南一带气温升至 8 ℃以上，西南、华南地区气温一般可达到 10～15 ℃。与其他节气相比，惊蛰时的气温回升是全年最快的。此时，阳气升发、万物始生，大部分植物都开始抽绿发芽，动物都结束冬眠开始出来活动，人体内的阳气进一步由冬天蛰伏于"肾"封藏的状态变为"肝"之阳气旺发的状态。

（三）养生原则

1. 起居养生

惊蛰后天气逐渐转暖，但冷空气活动仍较频繁，有时还会出现"倒春寒"现象。因此，惊蛰时人们还不可急于换上春装，尤其是老年人，更应时刻关注天气预报，注意根据天气冷暖变化及时增减衣服。进入惊蛰以后，随着天气转暖，人们时常会感到困倦无力、昏昏欲睡，这也就是民间所说的"春困"。之所以出现"春困"，是因为人体的皮肤在冬天受到寒冷刺激，毛细血管收缩，汗腺和毛孔闭合。随着惊蛰时气温慢慢升高，人体皮肤的毛孔、汗腺和血管也逐渐舒张，所需要的血液供应增多，汗腺分泌也增多。但人体内血液的总量是相对稳定的，供应外周的血液增多了，供应给大脑的血液就会相对减少，加之气温的良性刺激，使大脑受到某种抑制，人们就会出现"春困"现象。为了避免此情况的发生，惊蛰时人们应每天保证充足的睡眠时间。《黄帝内经》曰："春三月，此谓发陈。天地俱生，万物以荣。夜卧早起，广步于庭，被发缓行，以使志生。"意思是说，春天晚睡早起、慢步缓行可以使精神愉悦、身体健康。

【小方法推荐】①在睡前半小时摒弃杂念，心情平静，有利于入睡；②稍微活动一下身体，有利于身体的舒展和放松；③睡前洗脸、洗脚，按摩面部和搓脚心，可推动气血运行，温补脏腑，安神宁心，消除一天的疲劳，有利于入睡。

2. 饮食养生

（1）适当多吃温热健脾食物

惊蛰时天气虽然有所转暖，但余寒未清，在饮食上宜多吃些温热的食物以壮阳御寒，如韭菜、洋葱、大蒜、魔芋、香菜、生姜、葱等，这些食物性温味辛，不仅可祛风散寒，而且能抑制春季病菌的滋生。另外，惊蛰时还应遵循"春日宜省酸增甘，以养脾气"的养生原则，多吃些性温味甘的食物以健脾，这些食物包括糯米、黑米、高粱、燕麦、南瓜、扁豆、大枣、桂圆、核桃、栗子等。

（2）多食野菜益健康

惊蛰以后，野菜陆续上市。野菜吸取大自然之精华，其营养丰富，有些本身就是药材，多食有益健康。如荠菜、二月兰、蒲公英。荠菜是最早报春的时鲜野菜，其味甘，性平、凉，入肝、肺、脾经。可凉血止血、清热利尿，能防治多种出血性疾病，如血尿、女性功能性子宫出血、高血压患者眼底出血、牙龈出血等，对于眼干燥症、夜盲症、胃痉挛、胃溃疡、痢疾、肠炎等症有特殊功效，另外有助于防治高血压、冠心病、肥胖症、糖尿病、肠癌及痔疮等。荠菜可炒食、凉拌、做馅等。二月兰又名诸葛菜，为早春常见野菜，嫩叶和茎均可食用，且营养丰富。据测定，每 100 克鲜二月兰中含胡萝卜素 3.32 mg、维生素 B_2 0.16 mg、维生素 C 59 mg。二月兰采后只需用开水焯一下，去掉苦味即可食用。蒲公英性寒，味甘、微苦，具有清热解毒、消肿散结的功效，可防治上呼吸道感染、眼结膜炎、流行性腮腺炎、乳痈肿痛、痢疾、尿路感染、盆腔炎、痈疔疖疮、咽炎等，可生吃、炒食、做汤、焯拌、做馅等。

（3）多食滋阴润燥之品

惊蛰时节，乍暖还寒，气候也比较干燥，很容易使人口干舌燥、外感咳嗽。生梨性寒味甘，有润肺止咳、滋阴清热的功效，民间素有惊蛰吃梨的习俗。梨的吃法很多，如生食、蒸、榨汁、烤或者煮水，特别是冰糖蒸梨对咳嗽具有很好的疗效，而且制作简单方便，平时不妨把其当作甜点食用。另外，咳嗽者还可食用莲子、枇杷、罗汉果等食物缓解症状。

【茶饮食膳推荐】

①冰糖梨水

原料：梨 1 个，冰糖适量。

做法：把选好的梨洗净切成块，将切好的梨块放进锅里，放入适量的凉水，根据个人口味，加入适量的冰糖，然后用大火煮开后小火炖半个小时左右即可。炖的梨块可以同时食用。注意切梨时，不去皮效果更佳。

功效：润肺止咳，滋阴清热。

适应证：肺热咳嗽、痰黄黏稠、咽干咽痛、鼻咽干燥、大便干结等症。

注释：梨味甘、微酸，性凉，归肺、胃经，具有润燥、生津、清热、化痰的作用。惊蛰时节，乍暖还寒，气候比较干燥，很容易使人口干舌燥、外感咳嗽，所以民间素有惊蛰吃梨的习俗，冰糖梨水口感清甜，果肉滑嫩。

②栀麦茶

原料：栀子5克，麦冬5克，生姜3克，绿茶3克，或按此比例搭配，冰糖适量。

做法：将生姜切丝备用，栀子、麦冬放入锅中，用水煎煮15分钟。将绿茶、生姜丝一同放入栀子汁中，浸泡10分钟后，加入适量冰糖，即可饮用。

功效：清热利湿，生津除烦。

适应证：惊蛰时节口舌生疮、口干、口苦、烦躁、失眠、嘴唇起泡等。

注释：栀子味苦性寒，归心、肺、三焦经，具有清热利湿、泻火除烦、凉血解毒的功效；麦冬益胃生津，清心除烦，配合栀子消补并用，清热不伤正气。生姜味辛性温，疏散风寒的同时，减缓栀子的苦寒之性，使其不影响脾胃运化的功能。惊蛰时节，阳气上升，容易出现"上火"症状，此茶清热除烦、益胃生津。

③杞菊乌龙茶

原料：枸杞子5克，菊花10克，乌龙茶10克，或按此比例搭配。

做法：加水500 mL，水开后放入上述材料，熬开后用小火继续熬10分钟，即可饮用。

功效：滋补肝肾，疏风明目。

适应证：目赤眼干、耳鸣烦躁等症。

注释：杞菊乌龙茶中菊花疏散风热，清肝明目；枸杞子滋补肝肾，明目。乌龙茶属于半发酵茶，既不属于寒性，也不属于热性，属于平性茶。如果目赤、眼干、耳鸣等肝火症状不明显，可减少菊花用量。此茶含有丰富的胡萝卜素、维生素 B_2、维生素 C、多种氨基酸和钙、磷、铁等矿物质，促进血液循环与新陈代谢。

④川贝海蜇瘦肉汤

原料：川贝 12 克，海蜇皮 80 克，猪瘦肉 200 克，生姜 3 片，或按此比例搭配。

做法：川贝、海蜇皮分别洗净，稍浸泡，晾干；猪瘦肉洗净。一起与生姜下瓦煲，加水约 2000 mL，大火煲沸改小火煲 1.5 小时，下盐便可食用。

功效：化痰散结，润肺止咳。

适应证：痰热湿重之鼻鼾、咳嗽、咽干之症。

注释：川贝味苦、甘，性微寒，归肺、心经，具有止咳化痰、清热散结的功效。鼻鼾多因痰多或肥胖引起，春湿困重时，平素鼻鼾声重的人此时更重，平素少鼻鼾声的人此时亦有。川贝为有名的化痰止咳药，春季饮食可用，能清燥化痰、散结除热、润肺止咳，以其配伍海蜇皮煲猪瘦肉则有化痰涩、顺肺气的作用。

⑤黑豆养肝汤

原料：黑豆 30 克，桑椹 10 克，枸杞子 15 克，桂圆肉 5～8 粒，大枣 6 枚，鸡蛋 2～3 个，生姜 5 片，或按此比例搭配，红糖适量。

做法：黑豆温水浸泡 30 分钟后捞起，连同桑椹、枸杞子、桂圆肉、大枣一起放入锅内，加水煮 30 分钟。加入鸡蛋、生姜再煮约 15 分钟。把鸡蛋取出，剥掉鸡蛋壳，再把鸡蛋放入煮 15 分钟，加红糖调味即可。

功效：养血安神。

适应证：血虚手脚冰冷、头晕眼花、心悸心慌、白头发多、月经量少、产后脱发等症。

注释：惊蛰时，人体的肝阳之气渐升，阴血相对不足。中医认为"血虚易生风"，血虚之人在春天冷暖无常的天气里，更容易出现头痛怕风、皮肤瘙痒等问题。对此，中医提出"治风先治血"的原则，通过黑豆养血乌发，桑椹补肝养血，枸杞子、桂圆肉、大枣养血安神，相互搭配达到养血、祛风、美颜的效果，是爱美人士早餐的不错选择。

3. 运动养生

惊蛰过后，自然界呈现复苏之势，人也同自然界其他生物一样，身体各脏器的功能都还未恢复到最佳状态，特别是关节和肌肉还没有得到充分的舒展，因此，此时不宜进行激烈的运动，应选择散步、慢跑、太极拳、八段锦等比较和缓的运动方式，如伸懒腰可解乏、醒神、增气力、活肢节，所以提倡春季早起多伸懒腰；散步时可配合擦双手、揉摩胸腹、捶打腰背、拍打胆经等动作，有利于人体疏通气血，升发阳气。另外，放风筝也是特别适合在春天里进行的一种运动，大家不妨一试。因为冬季人们久居室内，趁惊蛰阳气升发之际，到旷野郊外去放放风筝，可以在享受大自然美景的同时，使身体各部位得到锻炼，加快人体血液循环，促进新陈代谢，使机体顺应自然界阳气升发的特点。

（1）坐式养生功

【具体方法】每天清晨，盘腿坐，两手握拳。头顶向左右缓缓转动各4次。两肘弯曲，前臂上抬至与胸齐平，手心朝下，十指自然拳曲。两肘关节同时向后顿引，还原，如此反复做36次；然后上下齿相叩36次，吞津3次，待津液满口分3次咽下，意想把津液送至丹田。如此吞津3次，一呼一吸为一息，如此36息而止。

【注解】常练此功法可祛除腰脊脾胃蓄积之邪毒，改善目黄口干、齿鼻出血、头风面肿、喉痹、暴哑、目暗畏光等症状。

（2）导引功法——"鸣天鼓"

【具体方法】两手掌根掩双耳郭，以中指压在示指上，将示指指腹弹脑后两骨（枕骨）底做出响声（出自金代元初"北七真"之一的邱处机《颐身集》），每天早晚各 36 次。

【注解】惊蛰节气，春风盛，人体易受风邪，阴阳失交，诱发失眠，尤其是一些气郁体质的人群，更容易出现头晕头痛、耳鸣、焦虑抑郁等症状，这时候就用"鸣天鼓"。"鸣天鼓"对风池、玉枕等穴位，均有调节作用，既可平息内风，又可祛除外邪，安神明目，改善气血循环，强肾助眠。

4. 情志养生

惊蛰时人体的肝阳之气渐升，阴血相对不足，容易发生肝火偏盛。尤其是老年人，易发怒，易发眩晕、中风等疾病。年轻人则因春季阳气骤然上升引动体内热气，如果此时控制不好自己的情绪，则易出现痤疮、怕热出汗等症状。因此，惊蛰时要重视情志养生，力戒焦躁、抑郁等有害情绪，学会通过发泄和转移的方法使怒气消除，切忌妄动肝火。

5. 经络养生

（1）按揉风府

【定位】在项部，当后发际正中直上 1 寸，枕外隆凸直下，两侧斜方肌之间凹陷处。

【操作方法】用双手指梳头，从前往后用指腹揉搓头皮，到达风府时用两手拇指指腹重叠按压风府，三揉一按为 1 次，按揉 9 次，早晚重复。

【注解】该方法可通利脑窍，平衡血压。风府位于督脉，是人体风气的重要升发之源，在发际线正中直上 1 寸处。经常按揉这个穴位，可以疏散风邪、通关开窍，让大脑变得清醒，还可平衡血压。

（2）按摩肾俞

【定位】第 2 腰椎棘突下，旁开 1.5 寸。

【操作方法】将两手的手心搓热后，以腰部两侧的肾俞为中心点上下按摩腰部，直到产生温热感，每次做 81 下即可。

【注解】该法可补肾益精、强腰健骨。肾俞有着温补元阳、补肾健脾、强腰健骨的作用。中医认为，肾为先天之本，肾藏精、主生殖，在春季补肾，有助于促进肾阳生长。

（3）按揉足三里

【定位】在小腿前外侧，犊鼻下3寸，距胫骨前缘一横指（中指）。

【操作方法】按揉时小腿略向前伸，拇指指腹放在足三里上，用力按揉（三揉一按）3分钟。

【注解】该法可调理脾胃、补中益气。足三里为胃经下合穴，具有通经活络、疏风化湿、扶正祛邪的作用，可调节机体免疫力，增强抗病能力。

6. 香疗附方——紫苏熨剂

【组成及用法】将紫苏打碎分2份装入布袋，水煎20分钟，先取1袋熨颈、项、肩、背等处，稍冷则更换药袋，交替使用。每次30～40分钟，每日2次，3日为1个疗程。同时可用药汁熏洗各部位，以加强疗效。

【适应证】咳嗽气喘、胸闷呕恶。

紫苏叶，气清香，味微辛，是香草，以疏散之性，外走肌表，开宣毛窍，具有芳香疏泄、解表散邪之功；其味辛能行，芳香走窜，故能调畅气机、宽中除胀、和胃止呕。两千多年前有古书这样描述："取（紫苏嫩茎叶）研汁煮粥，良，长服令人肥白身香。"

四、春分

（一）养生歌诀

春分调和半阴阳，花开游园情志畅；

晚睡早起散步敞，和胃防感挂香囊；

养颜梳头节房事，调和阴阳第一桩。

【歌诀释义】春分时阴阳各占一半，养生的重点在于调和阴阳。起居方面应晚睡早起，慢步缓行；多梳头以疏通经络气血，起到滋养和坚固头发的作用；佩戴香囊以防治春季流行病；春分时春暖花开，应多出去游园赏花以使心情愉悦；节制房事以合春分养生之需。

（二）节气特点

春分，古时又称为"日中""日夜分""仲春之月"，是二十四节气中的第四个节气，适逢每年公历 3 月 20 日或 21 日，当太阳黄经达 0°（春分点）时开始。因这天昼夜长短平均，正当春季九十日之半，故称"春分"。《明史》曰："分者，黄赤相交之点，太阳行至此，乃昼夜平分。"春分的含义有二：一是指一天时间白天黑夜平分，各为 12 小时；二是指古时以立春至立夏为春季，春分正当春季三个月之中，平分了春季。春分也是一年四季中阴阳平衡、昼夜均等、寒温各半的时节，所谓"春分者，阴阳相半也，故昼夜均而寒暑平"。中国古代将春分分为三候："一候元鸟至；二候雷乃发声；三候始电。"意思是说，春分日后，燕子便从南方飞来了，下雨时天空便要打雷并发出闪电。春分这一天阳光直射赤道，昼夜几乎相等，其后阳光直射位置逐渐北移，开始昼长夜短。春分一到，雨水明显增多，我国平均地温已达到 10 ℃以上，呈现出一派草长莺飞的景象。随着阳气回归，阴阳逐渐平衡，人体也应借助大自然这股平和的气机，好好地调养起来，不要错过时机。

（三）养生原则

1. 起居养生

（1）着衣宜下厚上薄

春分属仲春，起居方面仍应遵守"春三月，此谓发陈。天地俱生，万物以荣。夜卧早起，广步于庭，被发缓行，以使志生"的养生原则，宜晚睡早起，慢步缓行。春分时虽然太阳直射赤道，北半球阳光逐渐增多，天气日渐暖和，但日夜温差较大，而且还不时会有寒流侵袭。此时养生要注意适时增减衣物，尤其应注意下肢及脚部的保暖，穿衣以下厚上薄为宜，"勿极寒，勿太热"。尤其是抵抗力差的老年人及小孩，更应注意适时增减衣物，以免穿脱不当引起感冒。

（2）多梳头以通血脉

嵇康《养生论》载："春三月，每朝梳头一二百下。"隋代名医巢元方也认为，梳头有通畅血脉、祛风散湿、使头发不白之作用。春分后尤其适合梳头养生。这是因为，春分时节是大自然阳气萌生、升发之时。人体的阳气也顺应自然，有向上向外升发的特点，表现为毛孔逐渐舒张，循环系统功能加强，代谢旺盛，生长迅速。趁着大自然阳气和体内阳气开始升发之时，多梳头以刺激头部诸多经穴，能让体内阳气升发舒畅，可以疏通经络气血，起到滋养和坚固头发、健脑聪耳、散风明目、防治头痛的作用。

（3）佩戴香囊防疾病

我国自古民间就有佩戴香囊的风俗和习惯。所谓香囊，就是将芳香药如苍术、吴茱萸、艾叶、肉桂、砂仁、白芷等制成药末，装在特制的布袋中，佩戴在胸前、腰际、脐中等处。春分时天气转暖，各种细菌、病毒异常活跃，流感、水痘、甲型肝炎、肺炎等疾病高发。通过佩戴香囊，可以有效防治春季流行病。这是因为，香囊中的芳香药通过呼吸、肌肤、穴位、经络等途径"渗入"人体，能起到活血化瘀、平衡阴阳的作用。香囊适用于各类人群，儿童佩戴香囊可预防流感、手足口病等；老年人佩戴香囊可起到防治心脑血管疾病的作用；一般人群佩戴香囊，可调节气机、疏通经络，使气血流畅、脏腑安和，能增强机体免疫力，起到防病保健的作用。

2. 饮食养生

（1）饮食宜寒热均衡

春分时大自然阴阳各占一半，饮食上也要"以平为期"，保持寒热均衡。可根据个人体质情况进行饮食搭配，如吃鸭肉、兔肉、河蟹等寒性食物时，最好佐以温热散寒的葱、姜、酒等；食用韭菜、大蒜等助阳之物时，最好配以滋阴的蛋类。另外，春天肝气旺可伤脾，因此应多食甘味的食物，如大枣、山药、菠菜、荠菜、鸡肉、鸡肝等；少吃酸味的食物，如番茄、柠檬、橘子等。

（2）勿忘健脾祛湿

春分时肝气旺，易乘克脾土，加之此时节雨水渐多，空气湿度比较大，易使人脾胃损伤，导致消化不良、腹胀、呕吐、腹泻等症，故饮食上应注意健脾祛湿，可多吃薏苡仁、山药、赤小豆、南瓜、桂圆、大枣、鲫鱼、鸡肉等食物。

【茶饮食膳推荐】

①佛手金橘饮

原料：佛手10克，玫瑰花3朵，金橘1个，或按此比例搭配，蜂蜜少许。

做法：金橘切片，先放玫瑰花、佛手加适量清水煮15分钟，后加入金橘片再煮5分钟，去渣饮用。

功效：疏肝解郁，行气活血。

适应证：肝气郁结所致的食欲不佳、打嗝、嗳气、情绪低落等症。

注释：玫瑰花疏肝解郁，柔肝醒脾，调气和血；佛手疏肝解郁，理气和胃；金橘行气解郁。春分时饮用能助人调和阴阳，心情舒畅。

②玫瑰洋参枸杞茶

原料：玫瑰花12朵，西洋参3克，枸杞子5克，或按此比例搭配。

做法：先将煮沸500 mL水晾至80 ℃，倒入玫瑰花、西洋参与枸杞子一起焖15分钟即可饮用。

功效：理气解郁，养血止痛。

适应证：肝肾阴虚所致的失眠、情绪低落、疲乏无力、眼干等症。

注释：玫瑰花属于中药学中的理气药，其药味甘、微苦，性温，主入肝、脾经，具有行气解郁、和血止痛的功效。西洋参味苦、微甘，性寒，归心、肺、肾经，具有补气养阴、清火生津的作用。枸杞子具有滋补肝肾、益精明目和养血、增强身体抵抗力的功效。此茶能够达到镇静、安神、抗抑郁的功效。

③韭菜炒鸡蛋

原料：新鲜韭菜100～150克，鸡蛋2个，或按此比例搭配，花生油、食盐各适量。

做法：韭菜洗净，切小段，鸡蛋破壳后打匀。炒锅上火，花生油烧热后，倒入打匀的鸡蛋，待鸡蛋炒得稍有固定形状后，将韭菜倒入煸炒，然后加盐、姜末、味精，再翻炒一阵即可。

功效：滋肝养血。

适应证：长期失眠导致的肝血虚证。

注释：韭菜辛温发散，有助于人体阳气升发、舒畅，鸡蛋养血，这道菜能升发阳气，适合春天食用。

④苏叶土豆焖豆角

原料：紫苏叶 10 克，土豆 300 克，豆角 100 克，大蒜 5 粒，花椒 5 粒，或按此比例搭配，食盐、花生油适量。

做法：土豆洗净切小块，下锅水煮至八成熟。紫苏叶洗净切碎，豆角洗净切段，大蒜剁成蒜蓉。热锅下油，爆香蒜蓉、花椒、紫苏叶，再下土豆及豆角炒熟，调味即可。

功效：理气，宽中，和胃。

适应证：胃胀、打嗝、食欲不振等症，也可用作预防感冒。

注释：紫苏叶味辛，性温，归肺、脾经，具有解表散寒、行气和胃的功效。春分时，气温渐暖，早晚温差大，易感风寒。紫苏叶的运用既能增香增味，又因其性温能散风寒之邪气，一举两得，是春季素食中不可多得的一种药食两用之物。

⑤砂仁鲫鱼汤

原料：鲫鱼 150 克，砂仁 3 克，鲜藿香叶 5 克，或按此比例搭配，葱、生姜、盐、香菜各适量。

做法：将鲫鱼去鳞、剖腹去除内脏，以清水冲洗干净。砂仁拍扁去壳，将砂仁、生姜片、葱白塞入鱼腹中，放入砂锅内，加清水没过鱼身，以大火烧开，水开时再加葱段、姜片、盐各少许。待鱼肉熟时，撒上藿香叶即可食用。

功效：健脾开胃，化湿利水。

适应证：水肿、尿少、食欲不振、舌苔白腻等症。

注释：砂仁味辛，性温，归肝、胃经，具有化湿开胃、温脾止泻、理气安胎的功效。鲫鱼味甘，性平，归脾、胃、大肠经，具有健脾和胃、利水消肿、通血脉的功效。《神农本草经疏》对鲫鱼有极高评价："鲫调味充肠，与病无碍，诸鱼中惟此可常食。"藿香配合砂仁芳香化湿，又能增加鲫鱼的香味，是春夏季常用的药食同源药材。

⑥姜汁菠菜

原料：菠菜、姜末、麻油各适量。

做法：菠菜洗净，入沸水锅，加油和盐，烫熟捞出。姜末加冷开水、盐、味精调成姜汁，菠菜中加姜汁、麻油拌和即成。

功效：滋阴养血，平肝润燥。

适应证：口疮、大便涩滞、眼目干涩等症。

注释：春天正是菠菜叶子蓬勃之时，菠菜味甘、辛，性凉，入肠、胃经，具有养血止血、平肝润燥的功效。春分始燥，人易上火，正是吃菠菜的好时节，加入生姜汁可避免菠菜性凉损伤脾胃。菠菜脆嫩清口，解毒养肝，尤其适用于现代"电脑族"。

3. 运动养生

《素问·至真要大论》曰："谨察阳阳所在而调之，以平为期。"意思是说，人体应该根据不同时期的阴阳状况，使内在运动与外在运动保持一致，即使脏腑、气血、精气的生理运动与脑力、体力和体育运动的"供销"关系平衡。春分时春暖花开，人们应多到公园、郊外等地踏青游玩，在锻炼身体的同时，可使心情愉悦，可谓一举两得。

【运动推荐】导引功法——排山推掌。

【具体方法】两手掌相对立于肩前，掌指端立，指尖向上；掌心向外转，臂掌成90°，同时沉肩、送臂；推掌同时转头，收掌头转回正前方，左、右交替9次。

【注解】排山推掌是传统导引术中最为常见的一种掌法，如少林达摩易筋经、峨眉十二庄、武当太极十三式等功夫中皆有排山推掌。此功法练习中，要注意两掌前推时，以小指一侧引领，逐渐转掌心向前，先轻如推窗，后推至极点则重如排出之劲，故名排山推掌，内劲发于肩背，达于掌指，此时自觉从腋下一直到掌心热、胀感及内劲都十分充足。松肩、收掌时，则如海水还潮，节节收回。推掌、收掌之力皆发于肩。通过转掌，肩部力量逐渐转到掌根和整个掌面，掌根到肩两点对拔，两臂放松，转掌、转头的动作要协调统一，不可参差不齐。排山推掌顺应春分节气的特点，提升阳气、调和肝脾、补益心肾，讲求阴阳之"平和"，而以平为期、以和为贵。

4. 房事养生

春分时万物复苏、生机勃勃，人们的性爱也变得活跃起来，此时房事明显多于冬季。但房事过频有害健康，春分时房事应有节制。一般来说，健康的年轻夫妇，每周 1 次性生活即可，中年夫妇可每 2 周 1 次，老年夫妇每 3 周 1 次为好。但具体情况也要根据自身体质状况、生活习惯而定。另外，春季是肝经主气，肝气顺畅，性爱才能和谐，身体才能健康。因此，行房事应保持平和愉快的心情，此时最忌情绪烦躁或太过压抑。只有科学合理地安排性生活，才能符合养生之需。

5. 经络养生

（1）经络拍打

【操作方法】①弯腰，双手握拳分别拍打小腿外侧，从外踝到膝关节外侧，以阳陵泉—阳交—绝谷段为主，拍打9遍，以局部微胀为宜。②半弯腰，双手握拳拍打大腿外侧，自膝关节外侧至臀部，以梁丘—风市—居髎—环跳段为主，拍打 9 遍，以局部微胀感为宜。③伸直腰部直立位，双手握拳拍打腹部两侧、胸廓两侧，直至两乳房水平，以带脉—章门段为主，拍打 9 遍，以局部微胀为宜。④伸直腰部直立位，双手握拳反背，拳眼击打腰部，以腰眼、命门、肾俞段为主，击打 9 遍，以局部微胀为宜。

【注解】春季易肝阳上亢，肝脏疏泄功能失调，肝气不疏，郁热化火。春分经络拍打养生以胆经为主，"肝胆相照"，肝经阴、胆经阳，取"升发阳气勿过亢"的意思，自下而上，以泄胆经为主，达到疏肝理气的作用；再者击打腰府以助肾阳升发。

（2）按揉百会

【定位】在头部，前发际正中直上5寸，或两耳尖连线的中点处。

【操作方法】坐位，闭目静息，用单手示指或中指指腹按揉头顶百会2分钟，以出现局部酸胀为度。

【注解】百会为督脉之腧穴，该穴为一身之宗、百神所会的地方，具有开窍醒脑、回阳固脱之功效，长期坚持按揉，可使人开慧增智、益寿延年。

（3）按揉太阳

【定位】在颞部，眉梢与目外眦之间，向后约一横指的凹陷处。

【操作方法】用两手中指指腹按揉两侧太阳，先顺时针、逆时针各旋转按揉2分钟，然后用力向上、向后推挤太阳，以局部酸胀为度。

【注解】太阳属于经外奇穴，因为它位于人体的头面部，故按揉该穴可以缓解头痛头晕症状；又因其靠近于眼部，故可以防治眼睛的疾病，如近视、视物模糊、眼胀、眼痛、眼涩等症状。长期坚持按揉，可达到清脑醒神的作用。

6. 香疗附方——白芷鹅不食草熏蒸剂

【组成及用法】将鹅不食草30克，白芷2克，羌活15克，菊花12克，冰片5克，研末，倒入干净瓶内，加入沸水，待瓶内放出水蒸气时，将患侧鼻孔对准瓶口吸入水蒸气，每日2～3次，连用4～5日。

【适应证】慢性鼻炎、鼻塞、鼻痒、流涕。

白芷，气芳香，有"香白芷"之称，许慎《说文解字》云："芬芳与兰同德，故骚人以兰茞为咏，而《本草》有芬香、泽芬之名，古人谓之香白芷云。"本品芳香疏散，外走肌表，开宣毛窍，具有解表散邪之功，可疏解在表之寒邪。

五、清明

（一）养生歌诀

清明养生防春瘟，散步田园八段锦；

慎食发物柔肺肝，花开朗秀防哮喘；

养心怡性胜药补，健康快乐享幸福。

【歌诀释义】清明时节春暖花开，小心花粉过敏引起哮喘，也要谨防春瘟；慎食发物，以免诱发或加重疾病；多到户外散步或练习八段锦；保持心情舒畅以使气机畅达、气血调和。

（二）节气特点

清明是二十四节气中的第五个节气。每年 4 月 4 日或 5 日，太阳黄经达 15° 时开始，至 4 月 20 日或 21 日结束。清明乃自然界天清地明之意，即天空清而大地明，历书曰："斗指丁为清明，时万物皆洁齐而清明，盖时当气清景明，万物皆显，因此得名。"我国古代将清明分为三候："一候桐始华；二候田鼠化；三候虹始见"，意即在这个时节先是桐树开花，接着喜阴的田鼠不见了，全回到了地下的洞中，最后是雨后的天空可以出现彩虹了。清明一到，气温升高，处于仲春与暮春之交，雨量增多，万物皆显，草木吐绿。此时除东北与西北地区外，我国大部分地区的日平均气温已升到 12 ℃以上，到处是一片繁忙的春耕景象。立春之后体内肝气随着春日渐深而愈盛，在清明之际达到最旺，因此，清明节是养肝的好时机。只有肝气不郁不亢，人体气机才会通畅，气血才能调和，各个脏腑的功能才得以保证正常。

（三）养生原则

1. 起居养生

（1）防春瘟

春瘟是指春季常见的、具有传染性的热性疾病，包括流感、流行性脑脊髓膜炎、猩红热、麻疹、痄腮、风疹等。春瘟具有发病突然、热象偏盛、容易伤阴、流传极快的特点。清明时节气候还不是很稳定，偶尔会有寒流侵袭。在我国北方，气温迅速升高，昼夜温差较大，且多风干燥。这种天气会影响人体呼吸系统的防御功能，使人体免疫力下降，容易感染各种致病菌。因此，清明时我们应采取必要措施，预防春瘟。预防春瘟的具体方法：注意居室通风，尽量少去人多的地方；天气比较干燥的时候，室内最好使用加湿器，或在卧室里放盆水；多吃水果、多喝水，少吃煎炒油炸的食物，少吃虾、羊肉、狗肉等热性食物；适当进行锻炼，增强自身抵抗力。

（2）防哮喘

每年的清明节前后是过敏性哮喘的高发期。因为清明时草木吐绿、百花竞放，空气中飘散的各种致敏花粉增多，容易引发本病。加之春天风沙、扬尘天气较多，可吸入颗粒物的浓度增加，同样会使哮喘发作。过敏性哮喘通常表现为鼻痒、发作性喷嚏、鼻塞、咽痒等，患者以反复发作的喘息、咳嗽、胸闷等为特征，严重者呼吸困难使人窒息。为了避免过敏性哮喘的发生，对花粉及植物过敏者尽量不要去公园或植物园，如一定要外出，也应减少与花粉的接触，最好戴上口罩。出行时应选择好时间，一般来说，中午和下午是空气中花粉飘散浓度较高的时间，此时应尽量避免外出。另外，预防呼吸道感染也是预防哮喘的重要环节。因为清明时昼夜温差较大，容易使人发生呼吸道感染，而上呼吸道感染可以诱发哮喘。因此，清明时节应注意根据天气变化及时增减衣物，避免受凉感冒。

2. 饮食养生

（1）慎食发物

发物是指富于营养或有刺激性，特别容易诱发某些疾病（尤其是旧病宿疾）或加重已发疾病的食物。通常情况下，适量食用发物对大多数人不会产生不良反应或引起不适，只是某些特殊体质及患有与其相关的某些疾病的人群才会诱使发病。清明时人体阳气多动，向外疏发，内外阴阳平衡不稳定，气血运行波动较大，稍有不当，就会导致心血管、消化、呼吸等系统的疾病。在这个季节，支气管哮喘、皮肤病、冠心病等疾病常有加重，如再吃了不当的"发物"，就可能导致疾病进一步加重。清明时体内肝气特别旺盛，肝木过旺，乘克脾土，就会影响脾的功能，还可使人情绪失调、气血运行不畅。发物是动风生痰、发毒助火助邪之品，此时食用易诱发或加重某些疾病。应慎食的发物包括带鱼、黄鱼、鲳鱼、蚌肉、虾、螃蟹等水产品；鸡肉、猪头肉、鹅肉、驴肉、獐肉、牛肉、羊肉、狗肉等禽畜类。

（2）多食养肝之品

清明也是养肝的好时机。如果肝的功能正常，人体气机就会通畅，气血就会调和，各个脏腑的功能也会正常。因此，清明时应多食枸杞子、大枣、豆制品、动物血、银耳等对肝脏有益的食物，滋补肝之不足或预防肝脏功能下降。但此节气不可对肝脏过于进补，否则木火过旺则风气内动，容易引发心脑血管疾病。所以，清明时节饮食养生当以养肝柔肝为主，兼顾健脾养胃。

【茶饮食膳推荐】

①玫瑰香附茶

原料：玫瑰花 10 克，香附 10 克，或按此比例搭配，冰糖少许。

做法：将玫瑰花、香附清洗备用。加水 500 mL，水沸后放入上述材料，熬开后用小火继续熬 5 分钟，加入适量冰糖即可。

功效：柔肝疏肝。

适应证：肝郁气滞导致的胁痛、脘腹胀痛、消化不良、月经不调等。

注释：玫瑰花具有行气养血、柔肝醒胃、美容养颜等功效；香附是一味疏肝理气的药食两用药，此二者搭配，加入冰糖以滋阴润燥，解郁效果极佳。

②桑姜茶

原料：桑叶 5 克，生姜 5 克，山药 5 克，或按此比例搭配，冰糖少许。

做法：桑叶、生姜、山药干品清洗后备用。加水 500 mL，水开后放入山药，熬开后用小火继续熬 10 分钟，将生姜、桑叶一同放在山药水中，盖上盖子浸泡 15 分钟后，加入适量冰糖，即可饮用。

功效：清肺润燥，平抑肝阳。

适应证：预防感冒及治疗感冒初期喷嚏、流涕、咽痒等症。

注释：桑叶性寒而味苦、甘，归于肺、肝经，具有疏散风热、清肺润燥、平抑肝阳、清肝明目的功效。而生姜性微温，具有解表散寒、温中止呕、化痰止咳的功效。一散风寒，一散风热，看似不能搭配，实则是最适合春季预防感冒的药味。清明气候变化大，多雨阴湿、午暖还寒，但动则容易汗出，故风寒、风热常常兼夹其中。此茶专为春季感冒而设，搭配山药健脾补肾，具有疏风散寒、预防感冒的功效。根据喷嚏、流涕、咽痒等感冒初期症状寒热程度，适量增加桑叶与生姜的剂量，调整其配比。

③香椿芽拌豆腐

原料：豆腐 300 克，鲜嫩香椿芽 100 克，香油 10 克，或按此比例搭配，精盐适量。

做法：将香椿芽洗净后，用开水烫一下，挤去水分，切成细末。焯烫香椿时间要短，香椿叶烫蔫即可，将豆腐切成 0.7 cm 见方的小丁，用开水烫一下，捞出放在盘内，加入香椿芽末、盐、香油拌匀即成。

功效：化湿和胃，杀虫解毒。

适应证：清明、谷雨节气养生菜肴。

注释：香椿味辛、苦，性温，归肝、胃经，具有化湿、解毒、杀虫的功效。豆腐味甘，性凉，归脾、胃、大肠经，具有和中益气、润燥生津、泻火解毒的功效。此菜含有丰富的大豆蛋白质及脂肪酸、钙、磷、铁等矿物质，还含有较丰富的胡萝卜素、维生素 B_2 和维生素 C，适宜孕早期的女性食用。维生素、矿物质对保证早期胎儿器官的形成、发育有重要作用。香椿芽又被称为"树上蔬菜"，每年春季谷雨前后上市，其嫩芽香味浓郁，可食用时间短。"椿"字是"木"字和"春"字的合体，两个字都有升发的意思，寓意木逢春又发芽，民间有"常食椿巅，百病不沾，万寿无边"的说法，因此香椿芽是春季特有的菜肴，为多数人所钟爱。

④桑叶鸡汤

原料：鸡骨架 1 只，鲜桑叶 250 克，枸杞子 15 克，生姜 5 片，或按此比例搭配，食盐适量。

做法：汤煲里加入适量清水，煮沸，放入鸡骨架及生姜，煮 1 小时熬成鸡汤。把鸡骨架捞出，放入鲜桑叶、枸杞子煮 2～3 分钟，调味即可。

功效：疏风散热，平肝解郁。

适应证：精神压力大、遇事易紧张、头昏头痛、经前失眠等症。

注释：此方出自杨志敏老师的《每日一膳·春》。其中鲜桑叶性寒，归肺、肝经，具有疏散风热、清肺润燥、平肝明目、解郁的功效。鸡骨架相对鸡肉来说，脂肪含量更少，口感清而不腻。如果无鸡骨架，可用去皮鸡腿肉代替。本膳鲜甜美味。

⑤折耳根拌胡豆

原料：新鲜折耳根 1 把，胡豆 1 碗，小米辣 2 个，香葱、辣椒面、白芝麻、鸡精、生抽、香醋、大蒜、植物油、盐适量。

做法：胡豆去皮，把胡豆顶上的花扣掉，洗干净备用。折耳根择洗干净，放盆中，再放入 1 勺盐，添水没过折耳根，浸泡 10 分钟。大蒜拍碎剁成蒜末、小米辣切成圈一起放入碗中，同时放入辣椒面 1 勺、白芝麻 1 勺，浇入冒烟的热油激发出香味，放入鸡精 1 勺、生抽 2 勺、香醋 1 勺，搅拌均匀兑成调料汁，再把香葱切成末装盘备用。锅中添水烧开，放入 1 勺盐和几滴植物油，倒入胡豆，盖上盖焖煮 5～8 分钟，把胡豆煮熟后捞出来把水控干，同时把折耳根也捞出来把水控干备用。胡豆和折耳根控干水分，放入大碗中，同时放入调料汁、香葱末，抓拌均匀即可。

功效：清热解毒，通淋消肿。

适应证：颜面生疮、咳嗽、黄痰、头昏、尿赤等症。

注释：折耳根学名鱼腥草，是西部地区常用的一种食材。鱼腥草味辛，性微寒，归肺、膀胱、大肠经，具有清热解毒、消痈排脓、利尿通淋的功

效。胡豆味甘，性平，入脾、胃经，具有健脾利水、解毒消肿的功效。每年
3～4月份正是嫩胡豆大量上市的季节，可根据自身情况适当食用。

⑥健脾糯米团

原料：糯米200克，党参10克，大枣5枚，陈皮6克，或按此比例搭配，
白糖适量。

做法：将党参、大枣放在锅内，加水泡发，然后煎煮30分钟左右，捞出
党参，药液备用。陈皮切成细末备用。将糯米淘洗干净，放在大瓷碗中，加
陈皮末、水适量，上火蒸，熟后扣在盘内，然后把煎煮过的大枣摆在糯米饭
上。将药液加白糖煎成浓汁，倒在枣饭上即可。

功效：补中益气，健脾和中。

适应证：体虚气短、乏力倦怠、心悸失眠、食欲不振、便溏浮肿等。

注释：党参味甘，性平，具有补中益气、养血生津的功效。党参能补
气，兼能养血，这是它的一大特点。配合大枣健脾益气，陈皮理气和中。气
虚体质春季宜常服。

3. 运动养生

清明时除了选择到户外散步、登山等运动，还可练习八段锦来调节精
气神。八段锦是我国传统的健身方法，由八种动作组成，每种动作称为一
"段"。每种动作都要反复多次，并配合气息调理（如舌抵上腭、意守丹田）。
其动作一般比较舒缓，适合各年龄段的人锻炼。练习八段锦可以缓解疲劳，
放松身心，提高身体免疫力，还能通过激发身体潜能来治疗糖尿病、高血
压、焦虑症及失眠等慢性病。在八段锦的练习中，可选择一到两段单独练
习，也可以全套一气呵成。如清明时节脾胃不好的人群，可以推荐"调理脾
胃须单举"式，经常练习对脾胃有保健作用；肩颈关节僵硬、活动不利的人
群可以选择"左右开弓似射雕"式来练习。

【运动推荐】导引功法——左右开弓似射雕。

【具体动作】可取蹲马步或端坐式，一臂屈如牵拉弓弦，一臂伸如将弓体

前推，两侧手臂的一屈一伸，交替如牵拉硬弓。同时，头部转向手臂伸展的一侧，开弓时必须两眼瞪大凝视箭镞射出方向，配合深呼吸，吸入清气吐出浊气，左右各8次，结束时叩齿、吞津各3次，以达阴阳平衡。

【注解】开弓的动作帮助打开胸腔，有利于体内气机在胸中交融。一侧手臂屈曲，是将气血引导至手臂伸展一侧的身体，尤其是该侧的胸胁部及上肢末梢，两臂交替则再将气血引导至原本屈曲一侧。动作过程中两臂屈伸，牵涉肩关节的活动，并因此牵拉刺激手太阳小肠经循行的手臂尺侧及肩部，对该经起到调节作用；头部的拔伸及转动可令体内气机向上，目光注视一侧有安定及集中精神的效果。

4. 情志养生

立春之后体内肝气随着春日渐深而愈盛，在清明之际达到最旺。此时如果不注重调理情志，而使七情不畅，会影响肝的疏泄和阳气的升发，导致脏腑功能紊乱。加之清明踏青祭祀，增加了对亲人的思念与悲伤，因此清明时节，人们更应学会调节自己的心态，尽量使心情舒畅，努力做到心平气和，宽善待人，保持乐观豁达的生活态度，迎合清明清新的自然氛围，不仅会使气血调畅，精神旺盛，还有利于吐故纳新，润养脏腑，对身体健康非常有益。

5. 经络养生

（1）按摩天柱

【定位】在后枕下取穴，位于后发际线上0.5寸，正中线旁开1.3寸（当我们前后活动头部时，可在后发际线中部可摸到凸起对称的两条肌肉，在这两条肌肉靠外侧凹陷处，发际线上0.5寸水平）。

【操作方法】指揉法与拿法配合，以手拇指及示指分别置于两边天柱，头微后仰，稍用力边按揉边向中间拿捏其局部肌肉，以微觉酸胀感为度。每次可按摩约5分钟，每日可行多次。

【注解】天柱为足太阳膀胱经腧穴，有升阳气、清头目之功。中医学把头称为"清窍"，其需要阳气的濡养来保证正常功能活动。若阳气不能上达头部，则表现精神疲倦、频频打哈欠、注意力下降等症。膀胱经是人体阳气主要流动之处，且其循行路线"入络脑"，与颈后部相接，故刺激后颈部的天柱可直接引阳气上行、濡养清窍，使得我们头清目明、精神奕奕。清明节容易遇到细雨潮湿的天气，使阳气升发不利，容易出现昏沉欲睡、无精打采的情况，可用该法来升阳醒脑。

（2）按摩内庭

【定位】位于足背，第2、第3趾间，趾蹼缘后方赤白肉际处。

【操作方法】用拇指指腹置于内庭，匀速回旋按揉内庭2～3分钟，以有酸胀感为度，早晚各1次。

【注解】内庭归属于足阳明胃经，为足阳明经脉脉气所溜之荥穴。在五行中属水，具有清胃泻火、通经理气的作用，是调理湿阻中焦、胃火炽盛所致病证之要穴。

（3）按摩行间

【定位】位于足背侧，当第1、第2趾间，趾蹼缘的后方赤白肉际处。

【操作方法】用拇指指腹置于行间，匀速回旋按揉行间2～3分钟，以有酸胀感为度，早晚各1次。

【功效】行间属足厥阴肝经，位于足背，为肝经荥穴，五行属木，乃肝经子穴，有疏肝泻火、疏肝解郁、息风潜阳之功效。清明节后心火偏重、容易上火的人群要多按摩行间。

6. 香疗附方——佩兰瘦身香囊

【组成及用法】藿香、佩兰、陈皮、桂花、月季花各4 g，将以上诸品洁净、干燥、粉碎，将粉碎的药粉用纱布包装成20克/袋，放入香囊袋，白天佩戴，进食前将香囊置于鼻前，深呼吸15次。每周更换香囊内的药物，持续佩戴8周。

【适应证】肥胖痰湿、肢面浮肿、大便秘结、血瘀肿痛。

佩兰，气芳香，味微苦，芳香化湿、醒脾开胃，是芳香化湿之要药。土爱暖而喜芳香，芳香之品能醒脾化湿。《素问·奇病论》有兰草汤，治疗脾经湿热之口中甜腻、多涎者。这里面的兰草汤，就是以一味佩兰汤服。

六、谷雨

（一）养生歌诀

谷雨养生调心情，谨防旧病再发萌；

开窗通风花粉飞，春捂养阳防瘟疫；

宜甜少酸忌冷腻，条达肝气防郁痹。

【歌诀释义】谷雨时养生应做到早晚适当"春捂"，小心花粉过敏及风湿病等复发；饮食上宜少食酸味、多食甘味食物，忌食冷腻食物以养脾；调节不良情绪使肝经舒畅。

（二）节气特点

谷雨是春季的最后一个节气。每年公历4月20日前后，太阳黄经达30°时为谷雨。《月令七十二候集解》曰："三月中，自雨水后，土膏脉动，今又雨其谷于水也……盖谷以此时播种，自上而下也"，故此得名。我国古代将谷雨分为三候："第一候萍始生；第二候鸣鸠拂其羽；第三候为戴任降于桑。"意思是说，谷雨后降雨量增多，浮萍开始生长，接着布谷鸟便开始提醒人们播种了，然后是桑树上开始见到戴胜鸟。常言道："清明断雪，谷雨断霜"，谷雨后气温回升速度加快。如在4月下旬，我国南方除了华南北部和西部部分地区其余地区平均气温，可达20℃左右，比中旬增高2℃以上。谷雨前后，天气较暖，降雨量增加，有利于春作物播种生长。谷雨即"雨生百谷"之意，如民间有"谷雨阴沉沉，立夏雨淋淋""谷雨下雨，四十五日无干土"等谚语，都是以有雨无雨为中心，谷雨节气的气温虽以晴暖为主，但早晚仍有时冷时热之时。此时东亚高空西风急流会再一次发生明显减弱和北移，华南暖湿气团比较活跃，西风带自西向东环流波动比较频繁，低气压和江淮气旋活动逐渐增多。受其影响,江淮地区会出现连续阴雨或大风暴雨。

（三）养生原则

1.起居养生

（1）早晚适当"春捂"

有道是"谷雨寒死老鼠",意思是说,谷雨时节天气忽冷忽热,人易患感冒,应注意保暖。虽然谷雨时气温升高较快,但昼夜温差较大,往往是中午热、早晚凉,因此早晚还应添加衣服,适当"春捂"。但"春捂"也要有度,一般来说,气温超过 15 ℃就没有捂的必要了,如果再捂下去易使火热内生。

（2）谨防花粉过敏

由于谷雨时天气转暖,人们开窗通风及外出次数增加,自然界中花粉、柳絮等物质易引发过敏,因此过敏体质的人要格外小心。除了在饮食上要减少高蛋白质、高热量食物的摄入,应尽量减少开窗通风时间,可使用空气清洁器或过滤器去除室内花粉、粉尘等过敏原。不妨每天早晚或者在外出之前用冷水搓搓鼻翼。用冷水洗鼻子的时候,顺便揉搓鼻翼可改善鼻黏膜的血液循环,有助于缓解鼻塞、打喷嚏等过敏性鼻炎症状。

（3）防范风湿病：谷雨后雨水增多,空气湿度加大,风湿病易复发,应小心防范。在日常生活中要注意关节部位的保暖,不要久居潮湿之地,不要穿潮湿的衣服,少吹风,避免淋雨,天气好时应多到外面晒太阳,适当锻炼身体。如果出现关节肿痛、肿胀等症状,并且日久不见好转,应及时到医院就诊。

2.饮食养生

（1）莫忘省酸增甘以养脾

谷雨虽属暮春,但饮食上仍需注重养脾,宜少食酸味食物、多食甘味食物。谷雨时节空气的湿度逐渐加大,降雨明显增多,一些阳气不足、脾胃虚弱的人容易受到湿气的侵犯。湿气会侵犯到脾胃,产生消化不良的症状,甚至产生腹泻。因此,要健脾除湿,适当温补,多吃健脾胃、祛湿的食物,如山药、赤小豆、薏苡仁、扁豆、鲫鱼等，让湿气随大小便排出体外，让身体各部分功能保持平衡。

（2）忌过早食冷饮

民间有谚语"谷雨夏未到，冷饮莫先行"。由于谷雨节气气温升高较快，有些人迫不及待地吃起冷饮来。谷雨时气温虽已较高，但仍未到炎热的夏季，食用冷饮后，人体受到冷刺激会导致肠胃不适。

另外，还应避免食用油腻、辛辣刺激食物，以保护脾胃。

【茶饮食膳推荐】

①薄荷玫瑰茶

原料：薄荷 10 克，玫瑰花 10 克，或按此比例搭配。

做法：薄荷、玫瑰花清洗后备用。加水 500 mL，水开后放入上述材料，熬开后用小火继续熬 5 分钟，即可饮用。

功效：清利头目，缓解疲劳。

适应证：头昏、头胀、目胀、咽痒、烦躁等症。

注释：薄荷味辛，性凉，归肺、肝经，具有疏散风热、清利头目、疏肝行气、利咽透疹的功效。玫瑰花具有活血化瘀、舒缓情志的作用，二者搭配，让人焕然一新。

②桃苓饮

原料：五指毛桃 10 克，土茯苓 5 克，或按此比例搭配。

做法：五指毛桃、土茯苓清洗后备用。加水 500 mL，水开后放入上述材料，熬开后用小火继续熬 15 分钟，即可饮用。

功效：健脾，除湿，通络。

适应证：食欲不振、手胀、面浮肿、身沉重等症。

注释：五指毛桃味甘，又有"南黄芪"之称，是广东地区煲汤的常用食材。其性微温，归肺、脾、胃、大肠、肝经，有益气健脾、化痰除湿、舒筋活络之功效。土茯苓味甘、淡，性平，归肝、胃经，具有解毒、除湿、通利关节的功效。谷雨期间降雨量多，空气湿度大，湿邪易侵入人体，湿邪为患容易困脾，因而谷雨时节饮用此方可起到健脾除湿、通利关节的功效。

③玉屏风饮

原料：黄芪 10 克，炒白术 5 克，防风 3 克，或按此比例搭配。

做法：加水 500 mL，水开后放入上述材料，熬开后用小火继续熬 15 分钟即可。

功效：益气固表，燥湿止汗。

适应证：预防感冒，适用于体虚易感人群。

注释：此方改自中医经典方剂玉屏风散，方中黄芪味甘，性微温，归脾、肺经，具有补气升阳、益卫固表、托毒生肌、利水消肿的功效。炒白术补气健脾、燥湿利水；防风祛风解表、胜湿止痛。春季温差大，容易引起外感疾病，本方可增强抵抗力。

④香椿炒鸡蛋

原料：香椿 50 克，鸡蛋 140 克，或按此比例搭配，花生油、盐适量。

做法：香椿开水烫 1 分钟，摘去叶柄，嫩叶、嫩芽洗净切成 2 cm 长的段备用，鸡蛋打入碗内，将香椿放入鸡蛋中，加入适量的盐搅拌。热锅，加入花生油，待油热后倒入准备好的香椿与鸡蛋液，煎至金黄色盛盘食用。

功效：清热解毒，健脾理气，润肤明目。

适应证：清明、谷雨节气养生菜。

注释：其中香椿含香椿素等挥发芳香族有机物，可健脾开胃、增加食欲。鸡蛋与香椿搭配能更好发挥疏肝、健脾、理气之功，且蛋白质、维生素十分丰富。

⑤黄芪牛肉汤

原料：牛肉 250 克，黄芪 15 克，防风 5 克，山楂 3 克，大枣 10 枚，或按此比例搭配。

做法：牛肉洗净，切成小块放入水中煮沸，把上面的血沫撇掉，3 分钟后将牛肉捞起，在凉水里过一下。在锅里放适量的水，将洗净的黄芪、山楂、防风、大枣放进锅里，搅拌均匀，水开后再用小火煎煮半小时。把煮好的牛肉块，放入已经煮了半个小时的药汤锅里，改用小火再炖2小时，等到牛肉熟透，将黄芪、防风、山楂拣出来，然后加入适量盐、葱、姜后，继续用大火煮8分钟，最后放少许味精即可。

功效：健脾补肺，强身健骨。

适应证：春季服用可有效预防感冒，适用于气虚、阳虚体质。

注释：黄芪是一味经典补气的药食两用药，与防风搭配具有很好的益气固表功效，能够提高人体免疫功能，增强抗病能力；牛肉补脾胃、益气血、强筋骨；山楂、大枣具有健脾化食、益气补血之功。

注意事项：感冒时不能服用。

⑥山药薏仁瘦肉汤

原料：薏苡仁30克，扁豆10克，怀山药30克，大枣10克，猪瘦肉100克，或按此比例搭配。

做法：猪瘦肉切块，将其他原料洗净一起放入煲内，加入500 mL清水，大火煲开后，小火煲90分钟，加盐调味即可。

功效：利水渗湿，健脾和胃。

适应证：适合过敏性体质和湿气较重的人食用。

注释：山药补脾养胃，大枣健脾养血，扁豆健脾化湿，薏苡仁利水渗湿，与血肉有情之品瘦肉搭配更具有健脾柔肝、除湿利水之效，适合缓解谷雨潮湿气候引起的各种不适问题如四肢肿胀、困重疲乏等。

3. 运动养生

谷雨时可选择踏青、慢跑、放风筝等运动方式，但谨记应遵循"懒散形骸，勿大汗，以养脏气"的原则。因谷雨正值春夏之交，此时人体气机发散，较易出汗，而汗出过度则会影响夏季时的气血健康。因汗为津液所化，谷雨时节万物靠雨水生长、成形、壮大，人体也是一样，只有春季津液充足，到夏季时才能气血旺盛，因此谷雨时运动勿大汗。

1）导引养生功——谷雨三月中坐功

【具体做法】每天清晨，自然盘坐，右手上举托天，指尖朝左，左臂弯曲成直角，前臂平举在胸前，五指自然弯曲，手心朝胸，同时头向左转，目视左前方。左右交换，动作相同，左右各做36次。然后叩齿36次，吞津3次，待津液满口分3次咽下，意想把津液送至丹田，如此漱津3次，一呼一吸为一息，如此36息而止。

【注解】常练此功法可改善脾胃结块瘀血、目黄、鼻出血、颌肿、臂外痛、掌中发热等。

2）导引养生功——调理脾胃需单举

【具体做法】两脚与肩同宽，双手自然下垂，调整呼吸。左手翻掌，掌心向上托，同时右手翻掌，掌心往右胯的旁边向下按；把整个身体拉伸开，这一个姿势维持3～5秒；然后手收回来，两手持平。反过来，右手翻掌向上，左手向下，再一次拉伸2秒。左右各做1次为一套动作，重复这套动作9次。

【注解】谷雨后雨量开始增多，雨后空气中的湿度逐渐加大，会让人体由内到外产生不适反应。从中医养生的角度来说，如此潮湿的环境，湿邪容易侵入人体，造成胃口不佳、身体困重不爽、头重如裹、关节肌肉酸重等情况。《医宗金鉴》中说"湿气通于脾"，与人体运化排泄水湿有关的脏器主要是脾脏与肾脏，脾主运化水湿，肾主排泄水湿，人体的脾肾功能正常，湿邪就无法在人体逗留，自然身心舒适。所以，这一时期要加强对脾胃的养护，健脾祛湿。

脾胃是人体的后天之本，气血生化的源泉。中医认为，脾主升发清气，胃主消降浊气。这一式中，左右上肢松紧配合的上下对拉拔伸，能够牵拉腹腔，对脾胃、肝胆起到很好的按摩作用，并辅助它们调节气机，有助于消化吸收、增强营养；同时可以刺激位于胸、腹、肋部的相关经络及背部的穴位，达到调理脏腑经络的作用。练习此式也可使脊柱内各椎骨间的小关节及小肌肉得到锻炼，从而增强脊柱的灵活性与稳定性，有利于预防和治疗肩、颈疾病。

4. 情志养生

谷雨正值春夏之交，春季为肝气当令，肝与情志密切相关。事实也证明，四五月份人容易出现精神异常情况。因此，在谷雨时应格外重视保持情绪乐观，遇到烦恼时多向家人和朋友倾诉，或多到大自然中走走，尽量把不良情绪调节好，切忌遇事急躁，妄动肝火。

5. 经络养生

（1）浴足温经

【操作方法】将木盆中倒入开水，待水温合适时，放双足于水中，温经通络5～10分钟。同时，做深呼吸5～10次，然后用示指或拇指点或按两侧三阴交、阴陵泉和血海各9次。

【注解】本法可开穴通络，通过脏腑传感，调整脾、肾、肝三经经络及脏腑气血阴阳平衡。

（2）节气灸

【选穴】丰隆、足三里、中脘。

【定位】

丰隆：在小腿前外侧，外踝尖上8寸，条口外，距胫骨前缘二横指。

足三里：在小腿外侧，犊鼻下3寸，距胫骨前嵴外一横指处，犊鼻与解溪连线上。

中脘：在上腹部，前正中线上，脐上4寸。

【操作方法】温和灸足三里、丰隆，每次每个穴位治疗时间大概在30分钟，隔姜灸中脘，灸九壮，如患者年老体虚，可适当延长灸法的时长。

【注解】

丰隆：属胃经，又联络脾经。丰隆能调治脾和胃两大脏腑，有很好的除湿、祛痰效果；"丰"即丰满，"隆"指突起，足阳明经多气多血，气血于本穴会聚而隆起，肉渐丰厚，故名之。《会元针灸学》云："丰隆者，阳血聚之而隆起，化阴络，交太阴，有丰满之象，故名丰隆。"

足三里：足阳明胃经五输穴之合穴，五行属土；胃之下合穴。有健脾和胃、扶正培元、通经活络、升降气机的作用。《四总穴歌》提到"肚腹三里留"，说明足三里有健脾和胃、补中益气、通肠导滞之功。足三里同时是防病、养生、保健的第一大穴，民间甚至有"艾灸足三里，胜吃老母鸡"的说法。

中脘：本穴为胃之募，腑之会，又系手太阴、少阳、足阳明、任脉之会所，故可用治一切腑病（胃、胆、胰腺、大小肠），尤以胃的疾病为先，有疏利中焦气机、补中气之效。

6.香疗附方——苍术眩晕香囊

【组成及用法】苍术、白术、石菖蒲各15克，将以上诸品洁净、干燥、粉碎，将粉碎的药粉用纱布包装成20克/袋，放入香囊袋，白天佩戴，进食前将香囊置于鼻前，深呼吸15次。每周更换香囊内的药物，持续佩戴6周。

【适应证】痰湿上蒙型眩晕病。

苍术，气香特异，有祛秽辟疫之功，在古代是防治瘟疫的重要药物，在历次中医药对抗瘟疫中发挥了重要的作用。清代《本草正义》载："苍术气味雄厚，较白术愈猛，能彻上彻下，燥湿而宣化痰饮。最能驱除秽浊恶气，故时疫之病多用之……茅术一味，最为必需之品，是合内外各病，皆大有用者。"

第二章 夏之蕃秀

第一节 古典渊源

"夏三月，此谓蕃秀，天地气交，万物华实，夜卧早起，无厌于日，使志勿怒，使华英成秀，使气得泄，若所爱在外，此夏气之应，养长之道也。逆之则伤心，秋为痎疟，奉收者少，冬至重病。"出自《素问·四气调神大论》。

【释义】夏季的三个月是自然界万物繁茂秀美的时令。人们应该顺应自然生长的规律，在相对凉爽的夜晚入睡，清晨便早早起身，使气机宣畅、精神旺盛，对外界事物有浓厚的兴趣，这是适应夏季的气候而保护长养之气的方法。如果违逆了夏长之气，便会损伤心，使提供给秋收之气的条件不足，到秋天容易发生疟疾，冬天还可能重复发病，影响养生的效果。

"夏三月，此谓蕃秀，天地气交，万物华实"：夏季阳气旺盛，万物茂盛，五谷抽穗，阴阳之气开始相交，气候温暖而多雨。有阳气，万物开花；有阴气，可以结果，夏天是一个有丰富花朵和果子的季节。这时候顺应夏天的规律，应该"夜卧早起"，晚上可以睡晚一点，但不晚过 23 点，以顺应自然界阴气的不足；早上起早一点，在保障睡眠时间的前提下，适当地"早起"，以顺应阳气的充盈与盛实。午间适当休息，有助于体力的恢复，养护心阴。但午睡的时间不宜太长，一般以半小时以内的小憩为宜。

"夜卧早起"：指晚睡早起。当然这个"晚睡"一定不是现代人长时间的熬夜，而是要顺应自然规律，入夜后困意袭来则入睡；早起指天亮起床，沐浴清晨时最舒服的日光，深呼吸以吐故纳新、伸展关节以活动筋骨，不宜睡懒觉。夏季睡眠也不应贪凉，避免床铺正对着空调冷气，窗户不宜紧闭，房间应该保持干爽洁净通风，不卧湿地。

"无厌于日"：别讨厌太阳总晒着人。夏季炎热的阳光让人头疼，但也是帮身体补充阳气、祛除寒湿的好方法。现代研究也发现晒太阳能帮身体制造活性维生素 D，促进钙、磷吸收，延缓衰老。冬病宜夏治，若是体寒怕冷，湿气重，软肉多，容易感冒、鼻塞的朋友可以多晒后背，将寒湿之气排出。或者用日光灸，将艾绒放在后背的肺俞、大椎，让阳光晒 15 ～ 60 分钟，既无烟熏的困扰，又能改善体质。中医有"冬病夏治"的养生理念，指对一些因阳虚、外感六淫之邪而导致某些好发于冬季，或在冬季加重的疾病，在夏季阳气旺盛、病情有所缓解时，辨证施治，适当地内服和外用一些方药，增强抗病、祛邪能力，以预防和减少疾病在冬季来临时再发作，或减轻其症状。通俗地说，就是在夏天的时候治疗冬天容易发作的疾病，属于中医"治未病"的范畴。冬病夏治最常用于呼吸系统疾病，如慢性咳嗽、哮喘、急慢性支气管炎、咽炎、反复呼吸道感染、过敏性鼻炎等，另外还可用于慢性胃炎、溃疡病、慢性腹泻、慢性肠炎等消化系统疾病，以及风湿与类风湿关节炎、强直性脊柱炎、颈椎病、肩周炎及月经不调、痛经、产后头痛、坐月伤风等痛证，阳虚体质、气虚体质、亚健康疲劳、体虚易感及免疫力低下等状态的调理也同样适用。

"使志勿怒，使华英成秀，使气得泄，若所爱在外，此夏气之应，养长之道也"：要使情志愉悦舒畅，不要发怒，将自己融入夏季万物繁华秀丽的氛围中去，让精神如花般绽放，使气机宣畅，疏泄自如，像所喜爱的事物在外面吸引你一样，意气舒展外向。这是与夏季万物生长茂盛的特点相应，是人类在夏季保护长养之气的方法。

"逆之则伤心，秋为痎疟，奉收者少，冬至重病"：违背了夏季长养的规则，就会伤心，提供给秋天收敛之气的力量就会不足，所以秋天容易发生疟疾。夏季长养的阳气受损，火就积蓄不足，而到了冬天，没有阳热温煦之力来平衡，寒水就会更寒，所以冬天生病会非常严重和危险。

总之，夏季养生的基本原则：在盛夏防暑邪；在长夏防湿邪；同时要注意保护人体阳气，防止因避暑而过分贪凉，从而伤害了体内的阳气。正如汪绮石在《理虚元鉴》里指出："夏防暑热，又防因暑取凉，长夏防湿。"

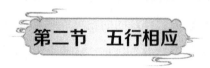

第二节　五行相应

一、心小肠与四时夏相应

解剖学中的心，居上焦，位置是于胸腔偏左，膈膜之上，肺之下，圆而下尖，形如莲蕊，外有心包卫护。中医学之心，在五行属火，主血脉，藏神志，与四时之夏相通应。心开窍于舌，其华在面，在志为喜，在液为汗。小肠为火腑，居下焦，位于腹中。从解剖位置上看，心与小肠相隔甚远，而两者通过转利枢机合为表里，形成经络相通、生理相系、病理相及的关系。《灵枢·经脉》载："心手少阴之脉，起于心中，出属心系，下膈络小肠。""小肠手太阳之脉……络心，循咽，下膈，抵胃属小肠。"心与小肠经脉属络，脏腑相合。生理情况下两者相互协调，心之气通于小肠，小肠之气亦通于心。手少阴心经与手太阳小肠经在心与小肠之间相互络属，故心与小肠相为表里。

1. 心的生理功能

（1）心主血脉

《素问·痿论》载："心主身之血脉。"心主血脉是指心气推动血液在脉管中周流不息濡养全身，可见面色红润有光泽，脉象和缓有力。《素问·五脏生成》说："诸血者，皆属于心。"脉是血液运行的通道，脉道的通利与否，营气和血液的功能健全与否，直接影响血液的正常运行，故《灵枢·决气》："壅遏营气，令无所避，是谓脉。"由此可见，《素问·痿论》所说的"心主身之血脉"和《素问·五脏生成》所说的生理功能，都为心所主，都有赖于心脏的正常搏动。因此，心脏的搏动是否正常，起着十分关键的作用。

心脏的正常搏动，在中医学理论上认为主要依赖于心气。心气充沛，才能维持正常的心力、心率和心律，血液才能在脉内正常地运行，周流不息，营养全身，而见面色红润光泽、脉象和缓有力等外在的表现。血液的正常运行，也有赖于血液本身的充盈。如果血衰少，血脉虚空，同样也直接影响心脏的正常搏动和血液的正常运行。所以，血液的正常运行，必须以心气充沛、血液充盈和脉道通利为其最基本的前提条件。如果心气不足、血液亏虚、脉道不利，势必形成血流不畅或血脉虚空，而见面色无华、脉象细弱无力等外在表现，甚则发生气血瘀滞、血脉受阻，而见面色晦暗、唇舌青紫、心前区憋闷和刺痛，以及脉象结、代、促、涩等外在表现。

（2）心主神志

神有广义和狭义之分。广义的神指的是人体生命活动的外在表现，如整个人体的形象及面色、眼神、言语、应答、肢体、活动姿态等。

五脏的功能活动异常，则大脑的精神情志和意识思维活动也必然受到影响；反之，精神情志和意识思维活动的失常，也会作用于五脏，从而影响五脏的生理功能，因此，《素问·宣明五气》："心藏神、肺藏魄、肝藏魂、脾藏意、肾藏志"，进一步将人的精神意识和思维活动加以科学地分类，探讨其与各脏生理活动的关系。《素问·灵兰秘典论》："心者，君主之官也，神明出焉。"血气是神明的物质基础，神明是血气的表现形式。心主宰人的精神、意识、思维活动等，主血脉与主神明密切相关，心血充沛是心主神明的物质基础，心的生理功能正常则神志清晰、思维敏捷、精力充沛。心气血亏虚，可出现面色无华、失眠健忘、神志不宁；血热扰心，可见谵妄、狂躁、昏迷、不省人事。

2.心的生理特性

（1）心主阳气

中医学认为不仅世间万物皆分阴阳，而且万物之生由乎阳，万物之死亦由乎阳。因为火是天地阳气的象征，所以，天非此火不能生物，人非此火不能有生。古人观察到人活着则心脏跳动，脉搏应指，肢体温煦，神明焕发。一旦人之既死，则心跳停止，脉搏消失，肢体僵冷，神明尽去。因此，中医学确认"心"是人体阳气和火热的象征，是形神俱盛的关键。心主阳气，是心脏之象的关键所在。

（2）心气与夏气相通应

心应夏气。人与自然是一个统一整体，自然界的四时阴阳消长变化，与人体五脏功能活动是通应联系着的。心与夏季、南方、热、火、苦味、赤色等有着内在联系。心为阳脏而主阳气，《血证论》："心为火脏，烛照万物。"天人相应，自然界中在夏季以火热为主，在人体则与阳中之太阳的心相应。

3. 小肠的生理功能与特性

小肠位于腹中，上端通过幽门与胃相接，下端通过阑门与大肠相连。

（1）小肠主受盛化物

受盛，即接受盛放；化物，即消化食物。受盛化物是指小肠接受从胃传导下来的食糜，并在小肠内停留一定的时间，对其进一步消化，化为水谷精微。杨上善在《太素》中有所提及："胃化糟粕，小肠受而盛也。"若小肠受盛化物功能失常，则可见腹胀、腹泻等症状。

（2）小肠主泌别清浊

小肠将消化后形成的水谷精微和食物残渣分开，将水谷精微和津液吸收上行、输布全身，将食物残渣下传至大肠、将多余的水液下传膀胱，即升清降浊。如小肠泌别清浊功能正常，则水液和糟粕各行其道，二便正常。若小肠泌别清浊的功能失常、清浊不分，则水液归于糟粕，导致水谷混杂，出现大便溏泄而小便短少等症状。

（3）心与小肠的关系

在病理情况下心与小肠相互影响。《诸病源候论·小便血候》曰："心主于血，与小肠合。若心里有热，结于小肠，故小便血也。"心火过旺时，除表现口烂、舌疮外，还有小便短赤、灼热疼痛等小肠热证，称为"心移热于小肠"；若小肠实热，亦可顺经上于心，出现心烦、舌尖糜烂等症状，治疗上既要清泻心火，又要清利小肠之热，相互兼顾，才能取得良好的疗效。临床实践证明，心经的问题常常会在小肠经上反映出来，如心脏病发作时常常会表现为背痛、胳膊痛，有的人甚至还会表现为牙齿痛，而这些疼痛部位大多是小肠经的循行部位。

二、心小肠之五行相应

火，是一种能释放出大量热能的元素，因而象征着能量和创造力，也代表热情、进取、旺盛、激情和活力等属性，在自然界中象征着燃烧。"火性炎上"引申为凡具有温热、上升、光明、变化、活动、升腾等性质或作用的事物和现象。按照五行学说，夏季属于火，人体阳气随之而上升。中医认为人体五脏中的心脏由于不停跳动，不断泵出鲜红的血液，因此与火也有着类似的特征。从而可以将"夏天、火、心"三者比作一部精密的"机器"，彼此之间存在着某种无形的联系，使其可以相互作用。

1. 生克

古人认为，火在灼烧后会化为灰土，即火生土。在中医理论中，心属火，脾胃属土。心阳、命火正常则能助长、资生脾胃的阳气。心火和脾土之间的关系是指情绪和消化系统之间的相互关联。当情绪不稳定，心热会下移小肠，特别是烦躁和焦虑时，可能会导致胃痛、消化不良等脾胃系统功能失调问题。当心火太过的时候，超出了正常的情况，就会发生心火克肺金，反映在人体之中就是心火过盛而导致的肺实热证，如咽痛、咳嗽咯黄痰、咯血等。相反，如果肺金过盛则会导致反侮心火，在人体中表现为肺热引起了心脏相关的疾病如肺源性心律不齐、心胸痛等。

2. 五志

心在志为喜。喜指的是喜悦、快乐、高兴的情绪，心在志为喜是指心的生理功能和精神情志的"喜"有关。膻中为"心主之宫城"（《灵枢·胀论》），是"臣使之官，喜乐出焉"（《素问·灵兰秘典论》）。清代陈修园称膻中有"代君主行事"的作用，即喜乐出于心。适度喜乐可以让人"气和志达，荣卫通利"（《素问·举痛论》），过度的喜乐则会对心造成损伤，导致精气相并，引起"喜"的异常变化，因"精气并于心则喜"（《素问·宣明五气》）。从以上论述看出，不论是从人的生理角度、心理变化，或是病理改变，《黄帝内经》都将喜乐与心关联起来，并逐渐融入医学理论体系。

3. 五色

《灵枢·五色》："青为肝，赤为心，白为肺，黄为脾，黑为肾。"红色可以给人们带来喜庆的感觉，让人精神兴奋，但过多就会使人产生焦虑，所以失眠、神经衰弱者不宜使用。五色亦可以推知病因和病性，赤色主热证、疼痛、戴阳证。

红色的食物多能养心入血，促进血液循环，软化血管，振奋心情，如山楂（红果）、西红柿、红苹果、红桃子、红辣椒等。

4. 五音

《黄帝内经》中记载："南方生热……在音为徵。"在五脏与五音的关系中，徵音与心脏相对应，徵音的特点是热烈、奔放，如同火焰的燃烧一般，充满热情与活力，在音乐中常常被用来表现激动、热烈的情感。徵调式音乐具有补养心气、通达血脉的功效，可用于嬉笑无常、失眠多梦者。代表曲目有《紫竹调》《喜洋洋》《步步高》等。

5. 五味

《素问·阴阳应象大论》曰："南方生热……在味为苦……"在酸、苦、甘、辛、咸五味中，苦味入心，具有泄热之性。夏季既是万物生长的季节，也是阳气最盛的季节。天阳下降，地热上蒸，天地之气上下交合，气候炎热而生机旺盛。夏天的特点是湿热，"热"以"凉"克之，"湿"以"燥"驱之。夏季食入苦味食品，可以清泄暑热、以燥其湿，还可增进食欲、健脾利胃。

第三节 养生方法

夏季，包括立夏、小满、芒种、夏至、小暑、大暑六个节气。立夏、小满在农历四月前后，称为孟夏，天气慢慢变热，植物繁茂。人体"心"与"夏"相应，夏季时心阳最旺，功能最强，这一季节对心脏的生理活动非常有利，人和节气相交之时应该顺之。因此，在整个夏季的养生中要特别注重养护心脏。

一、立夏

（一）养生歌诀

立夏养阳重护心，调息静气午觉稳；

常食葱姜做有氧，晚喝酒粥气血畅；

牛奶豆肉补营养，果蔬纤维菜粗粮。

【歌诀释义】立夏养生的重点在于养阳、养心。饮食上应多吃葱、姜等升发阳气的食物，晚饭宜常食粥以养胃生津，可少量饮酒以行气活血，适量食鱼、瘦肉、蛋、奶和豆类等，多吃新鲜蔬菜、水果，适当搭配粗粮。

（二）节气特点

立夏是夏季的第一个节气，是指太阳黄经达45°时，时逢每年公历的5月5日或6日。历书曰："斗指东南，维为立夏，万物至此皆长大，故名立夏也。"立夏标志着夏季的开始，人们习惯上把立夏当作是气温明显升高、炎暑将临、雷雨增多、农作物进入生长旺季的一个重要节气。《礼记·月令》解释立夏曰："蝼蝈鸣，蚯蚓出，王瓜生。"说明此时节青蛙开始聒噪着夏日的来临，蚯蚓也忙着帮农民们翻松泥土，乡间田埂的野菜也都彼此争相出土、日日攀长。实际上，若按气候学的标准，只有日平均气温达22 ℃以上时才作为夏季的开始。立夏节气前后，华南大部分地区的气温为20 ℃左右，属暮春时节。只有华南地区的低海拔河谷地区，早在4月中旬就能感受到夏季的燥热，在立夏时节气温已达 24 ℃以上。立夏前后，南方气候炎热，雷雨增多，而华北、西北等地气温回升较快，但降水仍然偏少，加上春季多风，水分蒸发较多，易发生短暂的干旱现象。

（三）养生原则

1. 起居养生

（1）宜晚睡早起

《黄帝内经》曰："夏三月，此谓蕃秀……夜卧早起，无厌于日。"立夏以后人们要顺应气候变化，每天晚上睡觉时间可比春季稍晚些，以顺应阴气的不足；早上应早点起床，以顺应阳气的充盈与盛实。

（2）坚持睡午觉

立夏后因晚睡早起，晚间睡眠时间相对不足。加之立夏后白天气温较高，人体汗出增多，正午气候炎热时，人体血管扩张，使血液大量集中于体表，而且午饭后消化道的供血增多，大脑供血相对减少，人在午后常感到精神不振、困意频频。因此，立夏后人们应该养成午睡的习惯。研究表明，午睡可以预防冠心病、心肌梗死等多种心脏病的发生。但午睡的时间不宜太长，一般以半小时到1小时为宜。对中午不能午休的人来说，最好以听音乐或闭目养神的方式代替午休。

2. 饮食养生

（1）饮食宜增辛，常食葱姜以养阳

俗话说："冬吃萝卜夏吃姜，不劳医生开药方。"姜性温，属于阳性药物。立夏吃姜有助人体阳气升发，符合中医"春夏养阳"的观点。姜可解表祛寒、化痰止咳、健脾暖胃。现代研究表明，生姜不仅含有姜醇、姜烯、柠檬醛等油性的挥发油，还含有姜辣素、树脂、淀粉和纤维等物质，有兴奋提神、排汗降温等作用。立夏后吃姜可缓解酷暑带来的疲劳乏力、厌食失眠等症状，同时，适量吃姜还可开胃健脾、增进食欲，防止肚腹受凉及感冒。葱的药用价值和生姜类似，因其含有挥发性蒜素，由呼吸道、汗腺、尿道排出时，能轻微刺激这些管道壁的分泌而起到发汗、祛痰、利尿的作用。

（2）晚饭宜食粥并可少量饮酒

立夏后人体阳气渐趋于外，新陈代谢旺盛，汗出较多，气随津散，人体阳气和津液易损。晚饭时可经常喝点粥，既能生津止渴，又能养护脾胃，可谓一举两得。另外，还可少饮啤酒、葡萄酒等，可畅通气血、消暑解渴。除此之外，立夏后应适量食鱼、瘦肉、蛋、奶和豆类等，以补充蛋白质；多吃水果蔬菜补充维生素；适当搭配粗粮以均衡营养、促进消化。

【茶饮食膳推荐】

①翠青茶

原料：西瓜翠衣 6 克，莲子心 7 枚，薄荷叶 3 片，或按此比例搭配。

做法：直接用鲜开水冲泡，稍凉后饮用。

功效：清热，解暑，除烦。

适应证：立夏后暑湿缠身之症及养生保健。

注释：西瓜翠衣味甘、淡，性寒，归心、胃经，具有清热解暑、泄热除烦、利尿之功。西瓜翠衣是西瓜皮最外面的一层薄薄的绿皮，用刀轻轻削下来，用鲜的最好，晒干后也可以，有很好的清暑热效果。莲子心味苦，性寒，归心、肾经，具有清热、安神的功效，再加上疏风、散热的薄荷叶，这三种清脆的绿色组合成解暑养气的佳品。

②紫苏柠檬水

原料：紫苏叶 6 克，柠檬半个，或按此比例搭配，蜂蜜适量。

做法：柠檬切半备用。紫苏叶洗干净放入锅中煮，水变绿时关火。在紫苏水中加入柠檬汁、适量蜂蜜即可。根据个人喜好决定加入柠檬汁的多少。

功效：解表，开胃，防暑。

适应证：春夏两季养生保健或预防暑湿感冒。

注释：紫苏叶性温，不仅可散寒解表，还有下气开胃之功。宋仁宗曾命翰林院制定消暑汤饮，"以紫苏熟水为第一"。元代诗人方回在《次韵志归》中写道："未妨无暑药，熟水紫苏香。"说明了紫苏的一个功效为祛暑，古人将它作为防暑之品。紫苏为药食两用的佳品，在春夏两季可以广泛使用。

③生姜茶

原料：生姜6克，红茶3克，枸杞子5克，或按此比例搭配，蜂蜜适量。

做法：将生姜、枸杞子放入锅中，用水煎煮，去渣取汁。用药汁冲泡红茶，药茶温热时，加入适量蜂蜜，冲饮至味淡。

功效：散寒升阳，滋补肝肾。

适应证：脾胃功能虚弱、恶心、呕吐、怕冷等症。

注释：民间俗语"冬吃萝卜夏吃姜，不劳医生开药方"。立夏后，体内阳气逐渐升发至体表，内里相对虚寒，因此在夏季使用一些温补内里的药物是养生的一种方法。其中，最有代表性的药物便是生姜。生姜具有解表散寒、温中止呕的功效。红茶属于温性茶，经发酵后可温补脾胃，缓解脾胃虚寒引起的恶心、呕吐、食欲不振等症状。枸杞子有平补肝肾之功。

④砂仁豆芽瘦肉汤

原料：黄豆芽100克，砂仁6克，猪瘦肉50克，姜5克，葱5克，盐5克，鸡蛋1个，生粉20克，素油30克，酱油10克，或按此比例搭配。

做法：将砂仁去壳、研成细粉，黄豆芽去须根，姜切片，葱切段。将猪瘦肉洗净，切4 cm长、2 cm宽的薄片，放入碗内，打入鸡蛋，加入生粉、酱油、盐、砂仁粉，加少量清水，令其挂浆，待用。将炒锅置大火上烧热，加入素油，烧六成热时，下入姜、葱爆香，注入清水800 mL，用大火烧沸，放入黄豆芽，先用小火煮20分钟，再用大火烧沸，加入猪瘦肉，煮熟即成。

功效：清热解毒，行气化湿。

适应证：暑湿蕴脾导致的腹中胀气、食欲下降、排便不畅等症。

注释：砂仁化湿行气，温中止泻；黄豆芽中含有丰富的维生素C，还富含膳食纤维，是便秘患者的健康蔬菜；猪瘦肉含有丰富的优质蛋白质和必需的脂肪酸，并提供血红素（有机铁）和促进铁吸收的半胱氨酸，能改善缺铁性贫血。

⑤苦瓜炒豆干

原料：苦瓜1根，豆腐干5片，新鲜小红辣椒3根，或按此比例搭配，植物油、酱油、精盐各适量。

做法：苦瓜洗净，去内囊，切成小块，焯水后捞起；豆腐干切小块；小红辣椒洗净，切碎。起油锅加植物油，放入碎小红辣椒爆香，倒入小块豆腐干，煸香，最后倒入小块苦瓜，炒熟后放入精盐调味即可，根据需要，可淋入少许酱油上色即可食用。

功效：清心涤暑，健脾开胃。

适应证：夏季心烦失眠、口舌生疮、赤眼疼痛、食欲不振等症。

注释：方中以苦瓜为主，苦瓜味苦，性寒，归心、脾、肺经，具有祛暑涤热、明目、解毒的功效。合入生津润燥清热、和中益气的豆腐干，以及开胃消食的辣椒。此方具有清心解暑、健脾开胃的功效。其中，配伍辣椒不仅开胃消食，还可改善暑季的食欲不振，且温中散寒，可制约苦瓜过寒损伤脾胃。

3. 运动养生

立夏以后，人们应该选择散步、慢跑、打太极拳等慢节奏的有氧运动。随着气温的升高，人们容易出汗，如果此时再剧烈运动，容易造成机体缺水。因此，立夏后宜选择慢节奏的有氧运动。

【运动推荐】午时静心功。

【具体方法】中午12～13点，取坐姿，一腿在身前弓起，一腿盘下，交叉双手，手心向上，置于膝下，闭目，吸气，同时身体慢慢后仰，吸气的过程中两手交叉往外撑开，并使手指压住膝盖。因为身体后仰，使手部有压在膝盖上并带动膝盖上提的感觉。吸满气后略停片刻，再呼气，放松身体，同时身体向前回到原位。如此反复36次，再换右势。左右结束后，正坐，并做叩齿，吞津，吐纳。

【注解】身体慢慢后仰，同时伸直手臂尽量向前撑，最终带动两肩也向前挤压，从而打开了后背。因为是两手交叉，手心朝外，所以，当两手臂撑拉到最大时，正好把手厥阴心包经充分打开，充分调理手厥阴心包经。

4. 情志养生

立夏后天气渐渐变得炎热。"暑易伤心"，高温天气易使人"心躁"。因此，立夏之后尤应重视情志养生，力争做到"戒怒戒躁"，使自己养成急事不惊、烦事不争的心态。正如三国时期养生学家嵇康在《养生论》中所说："（夏季）更宜调息净心，常如冰雪在心，炎热亦于吾心少减，不可以热为热，更生热矣"，也就是告诉我们，夏天要使自己做到心静自然凉。总之，立夏后我们应保持神清气和、心情舒畅，切忌大喜大悲，使气机宣畅，通泄自如，以免伤心、伤身、伤神。

5. 经络养生

1）按揉内关

【定位】在前臂掌侧，腕横纹上2寸，掌长肌腱与桡侧腕屈肌腱之间。比较简便的取穴方法是将掌心向上握拳，手腕上抬，手臂上可见两条突起的筋，内关在两筋之间，腕横纹上2寸的地方。

【操作方法】一只手的拇指指尖放在对侧手臂的内关上，向下用力点压后，保持压力不变，旋转揉动半分钟以后再换对侧，连续按压6次，按揉时以产生酸、麻、胀感为最佳。

【功效】如能坚持经常按揉，会感到一种莫名的刺激感沿着前臂内侧传至心脏，说明达到了较好的刺激效果，可保护心脏，缓解心痛、心悸、胸闷等症状。

2）按揉巨阙

【定位】位于上腹部，前正中线上，脐中上6寸。此穴为任脉上的主要穴位之一。

【操作方法】用拇指指腹对巨阙进行稍用力下压按揉（一按三揉），时间为2～3分钟。

【功效】经常对此穴进行按摩，能够调节心脏功能，起到养心安神的作用。

3）点按或拍打极泉

【定位】属手少阴心经。在腋窝顶点，腋动脉搏动处，举臂开腋取穴。

【操作方法】用一手拇指指尖向对侧极泉进行点按，时间为2～3分钟，以微微感觉胀痛为度；或用一手手掌对准对侧腋窝顶点进行有节奏地拍打9次，再换另一侧。

【功效】极泉具有宁心安神、通经活络的作用。经常对此穴进行按摩或拍打，对心功能的改善非常有益。

4）点按郄门

【定位】手厥阴心包经的常用腧穴之一，位于前臂掌侧，当曲泽与大陵的连线上，腕横纹上5寸。

【操作方法】用示指、中指交替对郄门进行点按，时间为2～3分钟，以感觉有酸麻感为度。

【功效】郄门属手厥阴心包经，为心包经经气出入的门户，具有调整心功能的作用。对此穴进行按摩，不仅能够增强心肌收缩力、调节心率、宁心安神，还能有效改善心肌功能，从而使心脏得到养护。

6.香疗附方——薄荷开窍香囊

【组成及用法】薄荷5克，苏合香2克，冰片3克，石菖蒲5克。将以上诸品洁净、干燥、粉碎，将粉碎的药粉用纱布包装成20克／袋，放入香囊袋，日间置胸前，睡时放枕边。每日3次，将香囊置于鼻前，深呼吸20次。每周更换香囊内的药物，连续佩戴8周。

【适应证】感冒、鼻塞不通、头痛、头晕等。

《本草纲目》薄荷：辛能发散，凉能清利，专于消风散热。故头痛，头风，眼目、咽喉、口齿诸病，小儿惊热及瘰疬、疮疥为要药。

二、小满

（一）养生歌诀

小满渐热风火煽，户外活动胸怀宽；

祛湿避风食清淡，舒畅情绪防意外；

电扇空调增减衣，气温升降防淋雨。

【歌诀释义】小满节气后天气逐渐变得湿热，在使用空调、电扇时要注意方法，防止使用不当伤害身体；早晚及雨后要适时添加衣服，下雨时尽量避免被雨水淋湿；饮食宜清淡，多吃具有清热利湿作用的食物；多进行户外运动；注意保持心情舒畅，尽量抑制怒火，防止意外发生。

（二）节气特点

小满是夏季的第二个节气，时值每年公历的 5 月 20 日至 22 日，太阳黄经达 60° 时。"斗指甲为小满，万物长于此少得盈满，麦至此方小满而未全熟，故名也。"意思是说，从小满开始，夏熟作物的籽粒开始灌浆饱满，但还未成熟，只是小满，还未大满。进入小满以后，气温明显升高，雨水开始增多，预示着潮湿闷热的天气即将到来。我国古代将小满分为三候："一候苦菜秀；二候靡草死；三候麦秋至"，是说小满节气中，苦菜已经枝叶繁茂，喜阴的一些枝条细软的草类在强烈的阳光下开始枯死，此时麦子开始成熟。从气候特征来看，在小满节气到下一个芒种节气期间，全国各地都会渐次进入夏季，南北温差进一步缩小，降水进一步增多。而华南中部和西部常有冬干春旱，大雨来临又较迟，有些年份要到 6 月时大雨才会降临，最晚甚至可迟至 7 月。

（三）养生原则

1.起居养生

（1）雨后勿忘添衣

小满节气时虽然气温明显升高，但昼夜温差仍较大。尤其是下过雨以后，气温明显下降，因此雨后要适时添加衣服，以防着凉感冒。另外，也要避免被雨水淋湿，以免外感湿邪。一旦被雨水淋湿，应及时更换湿透的衣物，并喝些生姜红糖水以防感冒。

（2）谨防空调伤身

进入小满以后，气温显著升高，有些地方的温度甚至可达 30 ℃以上，有些人迫不及待地使用风扇、空调来降温。而使用风扇、空调的方法不当，常常容易使人患病。因此，我们在使用风扇、空调时一定要注意方法。一般来说，使用空调时，室内温度不要低于 27 ℃，开空调的房间不要长期关闭，应保持通风；当在室内感觉到凉意时，一定要站起来活动活动，以加速血液循环；老年人和有关节疾病的人最好穿长裤，或者戴上护膝。

2. 饮食养生

（1）多吃清热利湿食物

小满时天气开始变得湿热，宜多吃具有清热利湿作用的食物，如薏苡仁、赤小豆、绿豆、冬瓜、丝瓜、黄瓜、西瓜、鲫鱼、草鱼等；少食甘肥滋腻、生湿助热的食物，如动物脂肪、油炸熏烤食物及辣椒、芥末、胡椒、茴香、虾和羊肉、狗肉等。

（2）吃苦菜正当时

苦菜，医学上又名"败酱草"，其生长遍布全国各地。苦菜是中国人最早食用的野菜之一。《周书》曰："小满之日苦菜秀。"小满前后正是吃苦菜的时节。《本草纲目》记载苦菜"久服，安心益气，聪察少卧，轻身耐老"。苦菜具有清热解毒、凉血的功效。据研究，苦菜营养丰富，其中含有人体所需的多种维生素、矿物质、胆碱、糖类和甘露醇等。苦菜可用于凉拌、做汤、做馅、煮面等。

【茶饮食膳推荐】

①竹叶茅根茶

原料：淡竹叶 3 克，白茅根 3 克。

做法：准备 500 mL 水，水开后放入上述材料，熬开后用小火继续熬 10 分钟即可。

功效：清热除烦，凉血渗湿。

适应证：夏季心烦、失眠、尿赤、尿血、下肢肿胀等症。

注释：淡竹叶味甘、淡，性寒，入心、肺、胃三经，具有清热除烦、生津利尿的功效。白茅根性寒，味甘，入肺、胃、小肠经，为利水渗湿之物，具有凉血、清热、利尿的效用。

②荷苡茶

原料：炒薏苡仁 20 克，荷叶 5 克，陈皮 3 克，或按此比例搭配，红糖或冰糖适量。

做法：食材洗净，放入茶壶内，加入适量温开水，浸泡 10 分钟，调味即可。

功效：清热祛湿，降脂减重。

适应证：湿热体质或痰湿体质人群，患高血压、高脂血症、冠心病者尤为适宜。

注释：薏苡仁味甘、淡，性微寒，归脾、胃、肺经，具有利水渗湿、健脾除痹、消肿排脓的功效。薏苡仁炒过后可减轻其寒凉之性。陈皮能行气化痰燥湿。荷叶则能清热解暑，还具有减肥的功效。三者相搭，以糖调味，成为一道消暑除湿效果极好的饮品。

③莲合安神茶

原料：带心莲子 10 克，百合 10 克，茯神 5 克，龙眼肉 5 克，或按此比例搭配，冰糖适量。

做法：准备 500 mL 水，水开后放入上述材料，熬开后用小火继续熬 15 分钟即可。

功效：养阴清热，安神助眠。

适应证：夏季睡眠障碍者。

注释：莲子心味苦，性寒，归心、肾经，具有清热、安神的功效。百合味甘，性寒，归心经、肺经，具有养阴润肺、清心安神的功效。二者为主药，搭配具有养血安神之龙眼肉和宁心安神之茯神，共奏养阴清热、安神助眠之功。小满时节，气温逐渐升高，阳气渐旺，热扰心神，特别是阴虚体质人群更容易出现失眠、多梦等症状，此茶正适用于夏季睡眠障碍的患者。

④青椒炒鸭块

原料：鸭脯肉 200 克，青椒 50 克，鸡蛋 1 个，或按此比例搭配，黄酒、盐、干淀粉、鲜汤、味精、水淀粉、植物油适量。

做法：鸭脯肉切成薄片，用清水洗净后沥干。将鸡蛋取清和干淀粉、盐搅匀与鸭片一起拌匀上浆。青椒去籽、去蒂洗净后切片。锅烧热后加油烧至四成热，将鸭片下锅，用勺划散。炒至八成熟时，放入青椒，待鸭片炒熟倒入漏勺淋油。锅内留少许油，加入盐、酒、鲜汤烧至滚开后，再将鸭片、青椒倒入，用水淀粉勾芡，翻炒几下装盘即成。

功效：补气益阴。

适应证：夏季出现的乏力、神疲、身体沉重等气虚之症。

注释：青椒炒鸭块是一道美味的家常菜。鸭肉味甘、微咸，性平，入肺、胃、肾经，具有补气益阴、利水消肿的功效。鸭肉营养丰富，老少皆宜，是滋补而不上火的佳品。青椒富含维生素，有利于增强人体免疫功能和提高人体防病能力，搭配鲜嫩的鸭肉，美味又解馋。这道青椒炒鸭块具有补气益阴的功效，正适合夏季食用。

⑤木瓜西米露

原料：木瓜 1 个，西米 50 克，牛奶 150 mL，或按此比例搭配，白砂糖适量。

做法：木瓜去籽去皮，切成小粒备用。将 500 mL 水烧开后，下西米，边煮边搅拌，煮沸 3 分钟后关火，焖 10 分钟。将西米捞出，放入碗中。再将木瓜粒、牛奶、白砂糖放入其中，搅拌均匀。稍凉，直接食用。

功效：和胃化湿，助运消食。

适应证：小满节气前后，脾湿胃燥所致的脘腹胀满、食欲不振、饥不欲食、反酸呃逆、形体消瘦、大便干湿不调等症。

注释：木瓜味酸，性温，归肝、脾经，具有舒筋活络、和胃化湿的功效。成品外观色泽白净清爽，鲜亮橙黄的木瓜点缀其间，色彩搭配清新，入口能品尝到木瓜的甜香与牛奶的乳香，有激发食欲、开胃醒脾的作用，又因木瓜能和胃化湿，可以减轻脾胃消化的负担。木瓜与牛奶配伍，健脾的同时能护养胃阴。

3. 运动养生

小满节气运动时忌大汗。根据中医"春夏养阳"的原则，此时节运动不宜过于剧烈，因为剧烈运动可致大汗淋漓，不仅伤阴，也伤阳气。宜选择散步、慢跑、打太极拳等运动方式，锻炼时间不宜过长，以每次 30 ～ 40 分钟为宜，运动强度不可过大，以汗出为度。在运动过程中应增加间歇次数，每次 10 ～ 15 分钟，间歇时可饮淡盐水、绿豆汤、金银花水等。

【运动推荐】小满四月坐功。

【具体方法】每日 5 ～ 7 点坐半小时，盘腿坐下，左手按住左小腿部位，右手上举托天，指尖朝左，然后左右交换，动作相同，各做 15 次。接着上下齿相叩 36 次，舌尖沿上腭、牙龈左右扰动 3 圈，待津液满口分 3 次咽下，意想把津液送至丹田。如此吞津 3 次，一呼一吸为一息，直至 36 息而止。常练此功法可改善脏腑蕴滞邪毒、胸胁苦满、心悸怔忡、心痛、掌中热等症状。

4. 情志养生

小满时，人的心火偏旺，容易脾气暴躁、烦躁不安，而心理、情绪与体内的神经、内分泌和免疫系统关系密切。当人受到负面情绪影响时，身体的免疫力会下降，容易患上各种疾病。尤其对老年人而言，情绪剧烈波动后风火相煽，气血上逆，可引发高血压、脑血管意外等心脑血管疾病，危害更甚。因此，小满时节要注意保持心情舒畅，尽量抑制怒火，防止意外发生。

5.经络养生

小满与人体的手厥阴心包经相对应。心包经沿人体手臂前缘的正中线循行，其上有天池、天泉、曲泽、郗门、间使、内关、大陵、劳宫、中冲共9个穴位。

（1）捏揉心包经

【具体方法】首先用一手四指（拇指、示指、中指及无名指）指头掐住对侧腋窝下的极泉，弹拨此穴时可出现该侧无名指和小指发麻，弹拨几下之后，从腋下开始，自上而下沿心包经的行走路线（胳膊—手腕—手掌—中指尖）进行捏揉，每侧捏揉5～10分钟即可。

【注解】在捏揉过程中，全身要放松，心情要平静，手上稍微用力，动作缓慢一点，尽量将力量传递到指尖；捏揉的时候不要针对某一个穴位，但如果揉某一处感觉酸痛麻木，就要重点关注，因为出现这种情况就预示着这个地方可能发生瘀阻，如果不及时加以疏导可能危及心脏健康，引起各种心脏疾病，所以一旦发现这类情况，每天按摩的时间就要比其他地方久一点，一直按揉到恢复正常感觉为止。

（2）按揉劳宫、掐按中冲

【定位】

劳宫：位于第2、第3掌骨中间（握拳时，中指指端下即该穴）。

中冲：位于中指指端的中央。

【具体方法】用一手拇指指腹按住对侧劳宫，待有酸胀感时按揉3下为1次，再顺势用该拇指指甲掐按中冲半分钟左右，放松，连续3次。再换对侧。

【注解】经常按揉与掐按劳宫、中冲，有开窍醒神、泄热清心的作用，防治中暑、心悸、心痛、烦闷、口疮等。

6.香疗附方——驱蚊防虫香囊

【组成及用法】艾叶、白芷、石菖蒲、薄荷、金银花、藿香、苏叶、丁香各10克。上药研细末，混匀，装入香囊中。

【适应证】蚊虫叮咬。

藿香，气香特异，《本草蒙筌》列藿香为草部中品，云："岭南郡州，人多种莳，七月收采，气甚芬香。"藿香乃芳香化湿药，主入脾胃，能借其清香之气，避秽除湿、快气和中、化湿健脾。《神农本草经疏》言藿香"禀清和芬烈之气，故其味辛，其气微温、无毒"。南北朝时期梁元帝萧绎所著《金楼子》曰："扶南国今众香皆共一木，根是旃檀，节是沉香，花是鸡舌，叶是藿香，胶是熏陆。"初为五香，后将藿香与沉香、熏陆香、鸡舌香、詹糖香和枫香合称六香。唐代苏敬等所编《新修本草》曰："此六种香皆合香家要用，不正复入药，唯疗恶核毒肿。"

三、芒种

芒种是夏季的第三节气，心火逐渐加强，为补心的黄金期，在此节气需要养心补血、增强脾胃功能。

（一）养生歌诀

芒种雨多气温高，午时天热子午觉；

喝水饮食清甜淡，汗多防暑衣勤换；

祛暑益气津止渴，食品要鲜忌坚果。

【歌诀释义】芒种节气时天气炎热，雨水增多。养生方面要注意防暑，衣服宜勤洗勤换；重视睡子午觉；饮食宜清淡，多食益气生津止渴的新鲜蔬菜、水果，少食坚果，多喝水。

（二）节气特点

芒种是夏季的第三个节气，适逢每年公历的 6 月 5 日左右，太阳黄经达 75° 时。历书记载："斗指已为芒种，此时可种有芒之谷，过此即失效，故名芒种也"，就是说，芒种节气最适合播种有芒的谷类作物，如晚谷、黍、稷等。芒也指忙，即从芒种开始要忙着种有芒的农作物，农谚"芒种忙忙种"

说的就是这个道理。《月令七十二候集解》曰："五月节，谓有芒之种谷可稼种矣"，意思是说，大麦、小麦等有芒作物种子已经成熟，抢收十分急迫。晚谷、黍、稷等夏播作物也正是播种最忙的季节，故又称"忙种"。我国古代将芒种分为三候："一候螳螂生；二候鹏始鸣；三候反舌无声。"在这一节气中，螳螂在去年深秋产的卵因感受到阴气初生而破壳生出小螳螂；喜阴的伯劳鸟开始在枝头出现，并且感阴而鸣；与此相反，能够学习其他鸟鸣叫的反舌鸟，却因感应到了阴气的出现而停止了鸣叫。从芒种节气开始，气候炎热，雨水增多，湿度变大，北方进入雷雨、阵雨天，南方则已进入阴雨连绵的梅雨天，天气异常湿热。

（三）养生原则

1. 起居养生

（1）宜睡子午觉

中医认为，睡眠与醒寤是阴阳盛衰交替的结果。《黄帝内经》曰："阳气尽则卧，阴气尽则寤。"子时是指23点到次日凌晨1点，子时阴气最盛，阳气衰弱；午时是指11～13点，午时阳气最盛，阴气衰弱。子时和午时都是阴阳交替之时，也是人体经气"合阴""合阳"之时。子时睡觉，最能养阴，睡眠效果也最好；午时睡觉，有利于人体养阳。因此，晚上睡觉时间再晚也不应超过23点；中午11～13点应"小憩"一会儿，以30分钟到1小时为宜。睡好子午觉可以养阴、养阳。另外，中医理论认为，子时是肝经循行时间，午时是气血流注心经之时，睡好子午觉不仅可以养阴、养阳，而且可以养肝、养心。

（2）衣服应勤换洗

芒种时节气候湿热，应穿透气性好、吸湿性强的衣服，如棉布、丝绸、亚麻等制品，使衣服与皮肤之间存在着微薄的空气层，而空气层的温度总是低于外界的温度，这样就可达到良好的防暑降温效果。为防止中暑，芒种节气应常洗澡，这样可发泄"阳热"。但值得注意的是，出汗时不要立即洗澡，以免"汗出见湿,乃生痤疮"。另外,因人经常出汗,衣服应常洗常换。

2.饮食养生

（1）喝水有讲究

"芒种"时天气炎热,人体出汗较多,应多喝水以补充丢失的水分。但喝水也有讲究,有些人大汗后喝过量的白开水或糖水,有些人只喝果汁或饮料等,这些都是不可取的。正确的做法是一般情况下,可多喝白开水以补充水分,采用少量多次补给的方法,既可使排汗减慢又可防止食欲减退,还可减少水分蒸发;大量汗出以后,宜多喝一些盐开水或盐茶水,以补充体内丢失的盐分。

（2）饮食宜清淡

芒种节气时饮食宜清淡。唐代著名医家孙思邈认为:"常宜轻清甜淡之物,大小麦面,粳米等为佳。"元代医家朱丹溪曰:"谷菽菜果,自然冲和之味。"芒种时天气炎热,人体出汗多,饮水增加,胃酸易被冲淡,消化液相对减少,消化功能减弱,易出现食欲不振。因此,芒种时饮食须清淡,应多食新鲜蔬菜、水果及豆制品等。蔬菜、豆类可为人体提供必需的糖类、蛋白质、脂肪、维生素和矿物质等营养素,维生素可预防疾病、防止衰老。瓜果蔬菜中的维生素 C,还是体内氧化还原的重要物质,它能促进细胞对氧的吸收,在细胞间和一些激素的形成中是不可缺少的成分。除此之外,维生素 C 还能抑制病变,促进抗体形成,提高机体抗病能力。

（3）少吃坚果

坚果是指多种富含油脂的种子类食物,如瓜子、花生、核桃、松子、腰果、杏仁、开心果。坚果含有的热量非常高,如 50 克瓜子仁中所含的热量相当于一大碗米饭。坚果易使体内生热,因此芒种时节宜少吃。如果非吃不可,量也应控制在 30 克之内,而且应尽量避免食用经过烤、炒、煎过的坚果,应食用没有处理过的自然状态坚果,或者只是经过轻微烤制的坚果。

【茶饮食膳推荐】

①冬瓜饮

原料：薄荷叶、藿香叶、荷叶、佩兰各5克，芦根10克，冬瓜50克，或按此比例搭配，白糖适量。

做法：将上料洗净，先以芦根、冬瓜共煎汤水约500 mL，再加入其他各原料同煎10分钟，调入白糖即成。

功效：清解暑热，化湿健脾，生津利尿。

适应证：夏季芒种前后因暑湿较盛出现的食欲不振、消化不良、脘腹胀满、大便泄泻、头痛头晕、口干口苦等症。还适用于湿热黄疸病后，余邪未尽、胃气未醒所致的胃脘微闷、知饥不食、大便泄泻等病证的调治。

注释：本方由清代医家薛生白《湿热病篇》中的"五叶芦根饮"改良而成，去掉原方中的枇杷叶，以冬瓜代冬瓜仁。冬瓜味甘、淡，性微寒，归肺、胃、膀胱经，具有利尿、清热、化痰、生津和解毒的功效。方中以辛凉的薄荷叶、荷叶，辛温的藿香叶、佩兰，合入味甘性寒的芦根、冬瓜及其白糖组成。全方合用，味辛苦、性寒凉以清解暑热，味辛性温以芳香化湿，味甘性凉以生津除热，共奏清解暑热、化湿健脾、生津利尿的功效。

②双荷饮

原料：藕节15克，荷叶8克，薏苡仁10克，花茶3克，或按此比例搭配，蜂蜜适量。

做法：将藕节、荷叶、薏苡仁捣碎，备用。将捣碎后的药材放入杯中，与花茶一起用沸水冲泡15分钟后，加入适量蜂蜜，即可饮用。

功效：清热降脂，止血化瘀。

适应证：中暑及暑湿泄泻。对暑热所致的血热妄行之流鼻血、牙龈出血等症尤为适宜。

注释：此方荷叶、藕节虽为二药，实为同一睡莲科植物的叶部和根茎的节部。荷叶味苦、涩，性凉，归胃、肝、脾经，具有清暑化湿、升发清阳、凉血止血的功效。藕节具有化瘀止血的功效。薏苡仁具有利水渗湿、健脾除痹之功。三者配伍具有清热降脂、止血化瘀的功效。另外，荷叶还有祛暑湿的作用，配伍薏苡仁共化暑湿，故此茶饮又有清暑化湿的功效。

③决明菊花茶

原料：决明子30克研细，野菊花12克，或按此比例搭配。

做法：锅中加水500 mL，水开后放入上述材料，熬开后用小火继续熬10分钟即可。

功效：平肝潜阳，清热降压。

适应证：头晕、大便干燥、眼干、眼花、眼屎等肝火旺盛之症。

注释：决明子具有清肝火、祛风湿、益肾明目等功能。野菊花能清热解毒。

④薏仁赤小豆汤

原料：薏苡仁、赤小豆各30克，大枣5枚，白糖1匙，或按此比例搭配。

做法：前2味洗净入锅，加水2大碗，小火慢煮1小时，再加大枣、白糖煮30分钟至豆烂即可。

功效：健脾益胃，除湿消肿。

适应证：脾虚湿盛证。经常吃薏仁赤小豆汤还可以润肤淡斑，改善肤色，使肌肤更细嫩。

注释：薏苡仁可以补中健脾，利尿消肿，止泻除湿，美容养颜。赤小豆可以利尿除湿，消除水肿，养胃健脾，润肠通便，提高机体抵抗力。薏仁赤小豆汤可以起到很好的利尿化湿的作用。

⑤绿豆粥

原料：绿豆25克，粳米100克，或按此比例搭配，冰糖适量。

做法：绿豆、粳米淘洗干净，放入砂锅内，加水适量，用大火烧沸，再改用小火煮粥，直至豆熟米烂。最后将冰糖加水化开，兑入粥内，搅拌均匀即成。

功效：清热，消暑，解毒。

适应证：夏季心烦失眠、口渴便干等不适的调养，中暑的预防，以及热毒壅盛所致疮痈肿毒等症。

注释：本方源于《普济方》。方中绿豆味甘，性寒，具有清热、消暑、利水、解毒的功效。绿豆是夏季应季的豆类，配以粳米护养胃气，冰糖补中调味。诸品合用，共奏清热、消暑、解毒之功，并且具有清热而不伤正的特点。

⑥焖二豆

原料：豌豆50克，土豆100克，西红柿1个，或按此比例搭配，生姜、白糖、盐适量。

做法：土豆切成小块，西红柿切成小丁备用。锅里下油，下生姜粒，炒香，加入西红柿丁，炒出沙后，再加入土豆、豌豆翻炒均匀，加入500 mL水，加入白糖、盐调味，盖盖子焖煮10分钟，待豌豆变软即可关火。

功效：健脾和胃。

适应证：夏季食欲不振、不思饮食、腹泻等症。

注释：豌豆味甘，性平，归脾、胃经，具有和中下气、通乳利水、解毒的功效。土豆味甘，性平，归胃、大肠经，具有健脾益气、调中和胃、消肿解毒的功效。土豆、豌豆均是夏季常见的食材，二者搭配健脾和胃，口感宜人。

3. 运动养生

芒种时可选择游泳、跑步、打球等方式进行运动，以促进排汗，增强体质。

（1）毛孔调息功

【具体方法】自然站立，双脚分开与肩同宽，双臂自然下垂，掌心朝内侧，中指指尖紧贴风市，拔顶，舌抵上腭，提肛，净除心中杂念。全身放松，两眼微闭或两眼平视，但要视而不见，两膝盖微屈，思想集中，呼吸绵绵。呼气时意念想全身毛孔都张开，向外排气，使一切病气、浊气都排出去；吸气时意念想全身毛孔都在采气，内脏各器官也与宇宙之气同呼吸。每次 20 分钟，常练之可达到祛病延年之目的。

（2）导引功法——掌托天门势

【具体方法】本式为站姿动作。双脚分开与肩同宽，舌抵上腭，两臂同时上撑，如托重物，同时深吸气，仰身，然后分别向两侧伸展，逐渐吐气，掌心向外如用力推开阻碍，双手再回到丹田位，重复前面动作，反复 9 次。

【注解】进行动作时，两脚应打开站立，则身形能更加稳固，使身体得到更充分伸展，借此将气血布散至全身末梢，以应芒种节气自然界阳气开散将近极致之象。动作中通过上下肢伸展将胸腹腔打开，以利体内气行，达到提升阳气、益气养心、健脾除湿的目的。另外，仰身幅度不可太大，头部稍仰令呼吸加深即可，否则会压迫胸部，影响胸腔内气机。

4. 情志养生

芒种时节应根据季节的气候特征，尽量使自己的精神保持轻松、愉快的状态，避免恼怒忧郁，这样会使气机得以宣畅，通泄得以自如。

5. 经络养生

芒种前后气温上升，雨水较多，天气比较闷热潮湿，人体也更容易出汗，这样容易导致阳气外泄。此时可以艾灸相对应的穴位，能温经通络，流畅气血，调和脏腑，可提高肌体免疫力，补充消耗的阳气，让身体恢复健康状态，避免病邪侵害。

【选穴】天枢、丰隆、阴陵泉、脾俞。

【定位】

天枢：在腹部，脐中旁开 2 寸。

丰隆：在小腿前外侧，外踝尖上 8 寸，条口外，距胫骨前缘二横指。

阴陵泉：在小腿内侧，胫骨内侧髁后下方凹陷处。

脾俞：在背部，第 11 胸椎棘突下，旁开 1.5 寸。

【操作方法】温和灸配合雀啄灸丰隆、阴陵泉，每次每个穴位治疗时间大概在15分钟，隔姜灸天枢、脾俞，灸九壮，有热感往体内传的感觉最佳。如年老体虚者，可适当延长灸法的时长。

【注解】

天枢为足阳明经穴，足阳明经属胃络脾，胃为六腑之长，《灵枢·本输》："大肠、小肠，皆属于胃。"本穴位近胃肠，乃大肠的募穴，是大肠经气汇集之处，故可调理胃肠，善治大肠腑证。

丰隆属胃经，又联络脾经。丰隆能调治脾和胃两大脏腑，有很好的除湿、祛痰效果；"丰"即丰满，"隆"指突起，足阳明经多气多血，气血于本穴会聚而隆起，肉渐丰厚，故名之。《会元针灸学》云："丰隆者，阳血聚之而隆起，化阴络，交太阴，有丰满之象，故名丰隆。"

阴陵泉为足太阴经五输穴之合穴，五行属水，应于肾，因此具有健脾益气、利湿消肿的作用，可用于治疗腹胀、暴泄、水肿、黄疸等。

脾俞是足太阳膀胱经上的一个穴位，也是脾之背俞穴；《急救仙方》中有云："脾俞二穴，在第十一椎下两旁，各一寸半。是穴理腰身胀满，腹肚泄，泻痢身重，四肢不收，黄疸，邪气积聚，腹痛寒热。"

6. 香疗附方——吴茱萸贴敷

【组成及用法】将吴茱萸捣碎，过筛，取细末加适量好醋调成糊状，涂在纱布上，敷于双侧涌泉，24小时后取下。用量：1岁以下用2.5～10克，1～5岁用10～15克，6～15岁用15～20克，15岁以上用20～25克。

【适应证】口腔溃疡。

吴茱萸气芳香浓郁，味辛辣而苦。甘草制吴茱萸色泽加深，气味稍淡。盐制吴茱萸表面焦黑色，香气浓郁，味较辛辣而微苦咸。炒吴茱萸表面颜色加深，略鼓起，香气浓郁，辛辣味稍弱。《本草纲目》中有记载，吴茱萸气味辛辣芳香，性温热，可以治寒驱毒。

四、夏至

夏至是二十四节气中最早被确定的一个节气，是一年中阳气最旺的时节。此时人体顺应自然，阳气浮越于外而渐衰，阴气始生于内而渐盛，正如俗话所说"夏至一阴生"。

（一）养生歌诀

夏至心静自然凉，晚睡早起午休躺；

暑伤津气炎热防，切忌饮食过寒凉；

神清气和胸宽畅，户外防晒讲着装。

【歌诀释义】夏至气候炎热，光照强烈，养生方面应注意防暑、防晒。每天需晚睡早起，适当午休；饮食方面避免过度寒凉；保持神清气爽，做到心静自然凉。

（二）节气特点

夏至，古时又称"夏节""夏至节"，适逢每年公历 6 月 21 日前后，太阳黄经达 90°时开始。夏至这天，太阳直射地面的位置到达一年的最北端，几乎直射北回归线（北纬 23°26′），北半球的白昼达最长，且越往北越长，是北半球一年中白昼最长的一天，南方各地从日出到日落大多为 14 小时左右。我国古代将夏至分为三候："一候鹿角解；二候蝉始鸣；三候半夏生。"麋与鹿虽属同科，但古人认为，二者一属阴一属阳。鹿的角朝前生，所以属阳，夏至日阴气生而阳气始衰，所以阳性的鹿角便开始脱落；而麋因属阴，所以在冬至日角才脱落。雄性的知了在夏至后因感阴气之生便鼓翼而鸣。半夏是一种喜阴的药草，因在仲夏的沼泽地或水田中出生所以得名。由此可见，在炎热的仲夏，一些喜阴的生物开始出现，而阳性的生物却开始衰退了。我国民间把夏至后的 15 天分成 3 "时"，一般头时 3 天，中时 5 天，末时 7 天。这期间我国大部分地区气温较高，日照充足，作物生长很快。夏至这天虽然白昼最长，太阳角度最高，但并不是一年中天气最热的时候。因为接近地表的热量这时还在继续积蓄，并没有达到最多的时候。俗话说："热在三伏"，真正的暑热天气是以夏至和立秋为基点计算的。在七月中旬到八月中旬，我国各地的气温均达最高，有些地区的最高气温可达 40 ℃左右。

（三）养生原则

1. 起居养生

（1）晚睡早起，合理午休

夏至是一年中阳气最旺的时节，这天白昼最长、夜晚最短。为顺应自然界阴阳盛衰的变化，夏至时宜晚睡早起，并利用午休来弥补夜晚睡眠的不足，尽量保证每天睡眠时间不少于 7 小时。合理安排午休，一为避免炎热之势，二可消除疲劳之感。另外，夏至时气候炎热，人体腠理开泄，易受风寒湿邪侵袭。因此，睡觉时不宜久吹风扇、空调；使用空调时，室内外温差不宜过大。

（2）穿衣巧防晒

夏至时光照强烈，紫外线容易损伤皮肤，因此要格外注意防晒。防晒方法有很多，除了用防晒霜、遮阳伞、遮阳帽，选择合适的衣服也可遮挡紫外线。首先从衣服的颜色上讲，红色衣服防晒效果最佳。因为红色光波最长，可大量吸收日光中的紫外线；黑色、藏青色这两种颜色在阻隔紫外线方面作用仅次于红色。我们夏季经常穿的白色衣服，在防晒方面则作用较弱。其次从面料上来说，牛仔布防晒效果最佳，涤纶化纤的衣服防晒效果也不错，在天然纤维中，防晒效果为亚麻＞大麻＞棉丝。而我们夏日里经常选用的棉质衣服，虽然穿着舒适，但在防紫外线方面则略逊一筹。不过因棉质衣服在吸汗、舒适度方面存在优势，因此仍是夏季很多人的首选。在选择棉质衣服时，从防紫外线角度考虑，应选择款式宽松的衣服，因为宽松的要比贴身的防晒效果好。

2.饮食养生

（1）适当多吃酸味和咸味食物

夏至时节人体出汗较多，相应的盐分损失也多，若心肌缺盐，心脏搏动就会出现失常。中医认为此时宜多食酸味以固表，多食咸味以补心。《素问·脏气法时论》曰："心苦缓，急食酸以收之""心欲软，急食咸以软之，用咸补之，甘泻之"，就是说脏气好软，故以咸柔软也。

（2）忌过食寒凉

夏至时酷暑难耐，有些人为了贪图一时畅快，大量食用寒凉食物。而从阴阳学角度讲，夏月伏阴在内，饮食不可过寒，如《颐身集》载："夏季心旺肾衰，虽大热不宜吃冷淘冰雪、蜜水、凉粉、冷粥。饱腹受寒，必起霍乱。"心旺肾衰，即外热内寒之意，因其外热内寒，故冷食不宜多吃，少则犹可，贪多定会寒伤脾胃，令人吐泻。西瓜、绿豆汤、乌梅汤等虽为解渴消暑之佳品，但不宜冰镇食之。

【茶饮食膳推荐】

①酸枣仁枸杞茶

原料：酸枣仁8克，枸杞子5克，或按此比例搭配。

做法：清水500 mL烧开放入洗净的药材，小火煮15分钟后析出有效成分，开盖搅拌后即可饮用。

功效：宁心安神。

适应证：夏季睡眠不佳。

注释：酸枣仁味甘、酸，性平，归肝、胆、心经，具有养心补肝、宁心安神、敛汗生津的功效，常用于虚烦不眠、惊悸健忘、体虚多汗等症。枸杞子能滋养心血。二者搭配具有宁心安神的功效，夏至时节饮用此茶，能安神补血，提高睡眠质量。

②莲心甘草茶

原料：莲子心2克，薄荷3克，生甘草3克，或按此比例搭配，白糖适量。

做法：将莲子心、薄荷与生甘草以开水冲泡，酌加白糖适量调味。代茶饮用，随喝随添水，至味淡为止。

功效：清心安神，疏通心肾。

适应证：用于夏季气候炎热、情绪紧张、焦虑不安、头昏头痛、失眠多梦等不适的调养。还适用于心肝火盛所致的烦躁不眠、眩晕头痛、手足心热、口舌糜烂、尿赤便秘等病的调治。

注释：本方源于民间。方中以莲子心为主，配伍疏散风热、清利头目的薄荷，清热解毒、调和药味的生甘草，以及清热生津兼以调味的白糖而成，全方共奏清心安神、交通心肾之功。

③马齿苋瘦肉汤

原料：马齿苋 50 克，瘦猪肉 250 克，茯苓 15 克，生姜 3 片，或按此比例搭配，食盐、味精适量。

做法：上述原料洗净备用。瘦猪肉洗净切成小薄片，同茯苓、生姜一起放入锅内，加水 1500 mL。大火煮沸后，改用小火炖 1 小时左右，加马齿苋，煮沸调入食盐、味精即可。

功效：清热解毒，祛湿止痢。

适应证：夏至时节因湿热所致的痢疾、肠炎、湿疹、皮肤瘙痒、痤疮。

注释：马齿苋味酸，性寒，归肝、大肠经，具有清热解毒、凉血止痢、除湿通淋的作用。茯苓味甘、淡，性平，归心、脾、肾经，具有利水渗湿、益脾和胃、宁心安神之功用。二者搭配，共奏清热解毒、祛湿止痢之效，是夏至时节饮用的补益佳品。

④山药牛肉汤

原料：烫过水的牛肉小块 250 克，去皮山药小块 250 克，胡萝卜 1 根，大枣 3 枚，小茴香 3 粒，或按此比例搭配，盐适量。

做法：先把牛肉小块下锅，水开后再下入山药、胡萝卜和大枣，然后放 3 粒小茴香，熬半个小时左右，出锅前再加点盐即可。

功效：健脾益气，止泄泻。

适应证：脾气虚弱的体倦乏力和机体免疫功能降低。

注释：牛肉味甘，性平，归脾、胃经，具有补脾胃、益气血、强筋骨的功效。山药为药食两用之品，可健脾益气、止泄泻、除疲劳，即可作主食又可作蔬菜，常年食用山药有抗血管硬化、延缓衰老等诸多功效。山药牛肉汤药食相兼，偏重于补气健脾，夏季气虚者可作为日常食补。

⑤银荷炒豆芽

原料：金银花10克，荷叶半张，莲藕、瘦猪肉各50克，绿豆芽100克，或按此比例搭配，植物油、生姜、精盐、醋各适量。

做法：荷叶撕小片，与金银花一起洗净，同放砂锅中，加1碗水，开锅后煮5分钟滤取药汁。莲藕洗净，切片，放冷水中泡去淀粉，取出控干水分。瘦猪肉切丝，绿豆芽洗净，生姜洗净、切丝。起油锅，煸炒肉丝，炒到七八分熟时起出。余下的油，先下姜丝爆香，再加藕片，边煸炒，边加入药汁约30 mL，至汁吸干后，再加入煸过的肉丝和绿豆芽，加少许精盐、醋，大火炒匀即可出锅。

功效：清热解暑，养阴润燥，益气补中。

适应证：用于心烦失眠、头痛头晕、口干口渴、便秘尿少、神疲乏力、食欲不振等不适的调养，以及夏季发热、微恶风寒、咽喉疼痛、咳嗽咳痰等风热感冒及高血压、疖肿疔疮等病的调治。

注释：本方摘自《饮食与健康》。金银花味甘，性寒，归肺、心、胃经，具有清热解毒、疏散风热的功效。方中以清热解暑的金银花、荷叶两味药食同用药物为主，搭配养阴润燥、益气补中的莲藕、瘦猪肉与绿豆芽食物而成。全方为暑季气候炎热、出汗较多、气阴损伤而设，既清又补，以补为主，具有清热解暑、养阴润燥、益气补中的功效。

⑥三豆苡仁粥

原料：绿豆、赤小豆、黑豆、薏苡仁各10克。

做法：上4味淘洗干净后置锅中，加清水600 mL左右，用小火煮20分钟即可。晾凉，直接食用。

功效：清暑利水，健脾渗湿。

适应证：全身乏力、胸闷不适、食欲不振、低热、汗出不畅等症。

注释：方中豆类各有所长，绿豆偏于清暑，赤小豆偏于养心，黑豆偏于利水，搭配健脾渗湿的薏苡仁，分消清利，使暑热湿邪有消泄之路，此外黑豆还能补益脾肾，起到益中存阴的作用。全方合用，具清暑利水、健脾渗湿之功。

3. 运动养生

夏至时应顺应自然界的气候变化，以养阳为主。在运动方式上，宜选择散步、慢跑、太极拳等舒缓的运动方式，避免强度过大。若运动过激，可导致大汗淋漓。汗泄太多，不但伤阴气，也易损阳气，不利于养阳。运动时最好选择在清晨或傍晚天气较凉爽时进行，场地宜选择在河湖水边、公园庭院等空气清新的地方。

【运动推荐】导引功法——跪仰吐纳功。

【具体方法】夏至清晨跪坐于地垫，臀部往后坐于足跟上，左右手后伸用指尖接触左右足跟，舌顶上腭，头后仰深吸清气，同时收紧肛门括约肌，憋气10秒后再放松肛门括约肌并吐浊气，结束时叩齿、吞津，反复9次。

【注解】动作中，手掌、指尖有手厥阴心包经循行而过，属心；足掌、足跟有足少阴肾经循行而过，属肾；手接触足，有心肾相交之意。吸入夏至之清气后，将口与肛门紧闭，使气血周流全身，再将浊气排出，做到吐故纳新。

4. 情志养生

夏季要神清气和，快乐欢畅，心胸宽阔，精神饱满。如万物生长需要阳光那样，对外界事物要有浓厚的兴趣，培养乐观外向的性格，以利气机的通泄。如果懒怠厌倦，恼怒忧郁，则有碍气机通调，对身体不利。嵇康在《养生论》中说："更宜调息静心，常如冰雪在心，炎热亦于吾心少减，不可以热为热，更生热矣"，即"心静自然凉"，意念中想象心中有冰雪，便不会感到天气极其炎热了。

5. 经络养生

【选穴】大椎、肺俞、关元、足三里。

【定位】

大椎：在后背正中线上，第 7 颈椎棘突下凹陷中。

肺俞：在背部，第 3 胸椎棘突下，旁开 1.5 寸。

关元：位于下腹部，脐中下 3 寸，前正中线上。

足三里：位于小腿外侧，犊鼻下 3 寸，距胫骨前嵴外一横指处，犊鼻与解溪连线上。

【操作方法】选用中药白芥子、细辛、甘遂、延胡索等，将其研细成末，然后用姜汁调和后放入胶布中制成药贴，将药贴贴至相应的穴位上。敷贴时间一般正常成年人 2～8 小时，儿童 1～2 小时，如果局部出现过敏现象及时拿掉。贴敷期间，患者一定要少吃发物，如辛辣食品、牛羊肉，特别是尽量不吃海鲜，生冷食物也应尽量少吃。为更好地利于药物吸收，患者在敷贴期间也应减少运动、避免出汗，还要尽量避免电扇、空调直吹。

【注解】大椎为手足三阳、督脉之会。督脉为诸阳之海，统摄全身阳气，而太阳主开、少阳主枢、阳明主里，故本穴可清阳明之里、启太阳之开、和解少阳以驱邪外出而主治全身热病及外感之邪。肺俞属足太阳膀胱经，意指肺脏的湿热水蒸气由此外输膀胱经。关元为任脉与足三阴经的交会穴，故可调整肝、脾、肾三条阴经，具有培元补虚、健脾益肾、疏肝调经、导赤通淋、健身延年的作用。足三里乃足阳明胃经之合穴，土中之土。胃为仓廪之官、水谷之海，主纳谷，故灸足三里能升阳益胃，强壮脾肾，调和气血，益先后天之气。选用中药穴位贴敷最易刺激穴位、激发经气，使药物通过皮肤渗透吸收，促使经络畅通、气血调和，以鼓舞正气，增加抗病能力，从而达到防治疾病的目的。

6.香疗附方——生津养胃枕

【组成及用法】沉香 100 克，石斛、砂仁、太子参、天花粉各 200 克，麦冬、葛根、沙参各 500 克，上药分别烘干，共研粗末，混匀，装入枕芯，制成药枕。

【适应证】胃阴不足所致的口干不欲饮、嗳气呃逆、纳少乏力、大便干结、小便黄赤等。

砂仁，气香浓，味辛温，能借其浓厚香气，芳香化湿，入脾胃、温中焦而止泄泻；温胃则止呕吐；呕吐止、脾胃和则胎气自安，故有化湿行气、温中止泻、止呕安胎之效。砂仁含有多种有益人体健康的成分，是一种优秀的保健型香料。砂仁还可作调味香料，是烹制肉类常用配料之一，是十三香配料主要成分之一。从根茎中提取出来的砂仁芳香油，可作调香原料，定香力强。

五、小暑

暑，表示炎热的意思，古人认为刚到小暑，还不是一年中最热的时候，故称为小暑。但小暑开始后便进入伏天，所谓"热在三伏"，三伏天通常出现在小暑与处暑之间，是一年中气温最高且潮湿、闷热的时段。

（一）养生歌诀

小暑少动心平和，游泳瑜伽太极歌；
苦瓜果蔬粥汤品，规律休眠情绪稳；
夏练三伏百步走，避暑胜地好旅游。

【歌诀释义】小暑时节宜少动多静，保持心态平和、情绪稳定；作息应有规律，睡眠要充足；多吃苦瓜等清热祛暑的蔬菜和水果，多喝汤或粥；选择散步、游泳、瑜伽、太极拳、旅游等方式进行运动。

（二）节气特点

从每年公历的 7 月 7 日或 8 日开始，视太阳黄经达 105° 时为小暑。历书中曰："斗指辛为小暑，斯时天气已热，尚未达于极点，故名也。"也就是说，此时天气虽然很热，但还不到最热的时候，所以叫作"小暑"。《月令七十二候集解》曰："六月节……暑，热也，就热之中分为大小，月初为小，月中为大，今则热气犹小也。"小暑即小热。我国古代将小暑分为三候："一候温风至；二候蟋蟀居宇；三候鹰始鸷。"小暑时节大地上便不再有一丝凉风，而是所有的风中都带着热浪；由于炎热，蟋蟀离开了田野，到庭院的墙角下以避暑热；在这一节气中，老鹰因地面气温太高而在清凉的高空中活动。进入小暑，江淮流域梅雨即将结束，盛夏开始，气温升高，并进入伏旱期，而华北、东北地区进入多雨季节，热带气旋活动频繁，登陆我国的热带气旋开始增多。总之，小暑节气的气候特点是天气炎热、降雨增多。

（三）养生原则

1. 起居养生

（1）宜少动多静

从中医理论方面讲，小暑时人体阳气旺盛，阳气具有护卫体表、抵御外邪的功能。只有保护好自身的阳气，人体才得以健康无恙。小暑时气候炎热，人体能量消耗较大，此时宜遵循"少动多静"的养生原则，以免阳气外泄太过。每天作息应有规律，除了要保证充足的睡眠，也要注意劳逸结合，运动时一定要掌握好强度，避免强度过大。

（2）勿久坐木

俗话说："冬不坐石，夏不坐木。"小暑节气气温高、湿度大，久置露天的木料，如小区或公园里的木椅木凳，经过露打雨淋，含水分较多，表面看上去是干的，可是经太阳一晒，温度升高，便会向外散发潮气。如果人在上面坐久了，可能诱发痔疮、风湿和关节炎等病，因此小暑节气时不宜在木质凳椅上久坐。

2. 饮食养生

俗话说："热在三伏。"小暑节气恰在初伏前后，因此在饮食上应注意清热祛暑，宜多食用荷叶、土茯苓、扁豆、薏苡仁、猪苓、泽泻等材料煲成的汤或粥，多食西瓜、黄瓜、丝瓜、冬瓜等蔬菜和水果。也有人将小暑节气的饮食概括为"三花三叶三豆三果"。"三花"指金银花、菊花和百合花，适合冲泡成茶，是消暑佳品；"三叶"是指荷叶、淡竹叶和薄荷叶，也适合冲泡；"三豆"是指绿豆、赤小豆和黑豆，中医称之为"夏季灭火器"，能清热降火；"三果"是指西瓜、苦瓜和冬瓜。我们重点来说说苦瓜，中医理论认为"苦能清热"。苦瓜味苦，性寒，归脾、胃、心、肝经，具有清热消暑、凉血解毒、疏肝明目的功效，对治疗痢疾、疮肿、中暑发热、痱子过多、结膜炎等病有一定的功效。此外，苦瓜的维生素 C 含量很高，具有预防坏血病、保护细胞膜、防止动脉粥样硬化、提高机体应激能力、保护心脏等作用。同时苦瓜中的有效成分可以抑制正常细胞的癌变和促进突变细胞的复原，具有一定的抗癌作用。苦瓜中的高能清脂素，即苦瓜素，被誉为"脂肪杀手"，它的特效成分能使人体摄取的脂肪和多糖减少 40% ～ 60%，可用于减肥。

【茶饮食膳推荐】

①三花茶

原料：金银花 5 克，菊花 5 克，百合花 5 克，或按此比例搭配，蜂蜜适量。

做法：金银花、菊花、百合花分别洗净并沥干水分后备用。取一干净茶杯，将上述材料全部放入杯中，取 300 mL 的水煮至沸腾后，冲入杯中，泡 10 分钟即可饮用。

功效：清热解暑。

适应证：暑热烦渴、头晕目眩、牙龈出血、月经不调、口舌生疮、目赤肿痛等症。

注释：金银花能清热解毒、疏散风热。菊花能清热解毒的同时平抑肝阳、清肝明目。百合花有养阴润肺、清心安神、清热利尿的功效。

②忽思慧桂浆

原料：赤茯苓、肉桂各5克，神曲8克，杏仁（去皮尖）6克，大麦芽3克，生姜15克，蜂蜜30克，或按此比例搭配。

做法：将上述中药煎30分钟，用蜂蜜水调和拌匀，封入瓷罐内，用油纸封口，可多封几层，放置于冰箱内3日，取出用棉纸过滤，可根据个人喜好加入少许冰块饮用。

功效：生津止渴，益气和中，祛湿逐饮。

适应证：夏至前后心浮气躁、不欲饮食、胃凉、胃胀、大便稀溏等症。

注释：本方出自元代宫廷御厨忽思慧编撰的《饮膳正要》。方中生姜、肉桂可温中散寒，赤茯苓、神曲、大麦芽可健脾开胃，杏仁、蜂蜜可润肺化痰，将它们发酵之后制成冷饮饮用，既能生津止渴、祛湿利水，又可温中健脾、祛暑。虽是冷饮，但药性却偏温，不会损伤脾胃阳气。此方具有生津止渴、益气和中、去湿逐饮的功效。

③香薷汤

原料：香薷9克，菊花6克，甘草9克，白扁豆20克，茯苓9克，黄芪20克，厚朴3克，陈皮6克，或按此比例搭配。

做法：先将甘草、白扁豆、茯苓、黄芪、厚朴、陈皮放入砂锅中，加足够的水，大火煮开后转为小火煮20分钟。再加入香薷、菊花煮10分钟后，过滤取汁。然后再加水煮15分钟，过滤取汁。将两次的药汁混合后，加入适量的冰糖或蜂蜜调味后代茶饮用即可。

功效：祛暑化湿，散寒解表。

适应证：因心肝火旺而心情烦躁、睡卧不安，又因湿热入侵而胸闷、食欲减退，甚至头晕、头昏等类似中暑的症状。

注释：此方出自清代御医医案。此方以香薷为主药，香薷味辛，性微温，归肺、脾、胃经，具有发汗解表、和中化湿、利水消肿的功效。配伍黄芪、白扁豆益气健脾，陈皮、厚朴行气燥湿，茯苓利湿，菊花清心肝热，甘草调和药味，共奏祛暑化湿、散寒解表之功。此方为清代宫中防暑方，组方用药非常契合夏季症状，可较为全面地缓解夏季酷暑带来的身体不适。

④苦瓜茶

原料：干苦瓜片 10 克，蜂蜜适量。

做法：将干苦瓜片用清水冲洗干净，将洗净的苦瓜片放入茶杯，注入沸水冲泡，盖盖焖 10 分钟，在茶水稍凉后加入蜂蜜饮用。

功效：清暑，解毒。

适应证：夏季预防中暑。

注释：苦瓜味苦，性寒，归心、脾、肺经，具有祛暑涤热、明目、解毒的功效。苦瓜搭配蜂蜜，苦甘化阴，具有清暑热、生津开胃的作用。此茶性寒，食用过多会伤及人体的阳气，特别是肠胃功能不好、胃虚弱的人更应少服。

⑤沙参百合鸭汤

原料：百合 50 克，沙参 30 克，西洋参片 10 克，薏苡仁 20 克，鸭肉 150 克，蜜枣 10 枚，或按此比例搭配，生姜片、葱段、黄酒、胡椒粉、精盐适量。

做法：鸭肉如常法收拾洗净，切块，沸水焯去血污。各味原料除蜜枣外洗净，装入纱布袋，扎紧袋口。将焯过的鸭块与纱布袋、蜜枣及适量的生姜片、葱段、黄酒、清汤 3000 mL 放入炖锅内，如常法用小火炖 1 小时。捞出纱布袋，取出西洋参，加精盐、胡椒粉调味即可上桌。直接食用，食肉喝汤。

功效：益气养阴，清补脏腑。

适应证：用于夏天气候炎热，工作、学习紧张，操劳晚睡，虚火上升所致的神疲乏力、虚烦躁扰、食欲不振、口干口渴、大便干结等不适的调养。

注释：方中以益气清火、养阴生津的西洋参与养阴润肺、清心安神的百合为主，合入沙参养胃生津、除烦止渴，薏苡仁健脾渗湿，蜜枣益气养血，鸭肉滋阴补气。调料生姜、葱、胡椒、黄酒既能除腥提味，又取阴中见阳、阴阳互生之意，但用量需小，过多则会改变药性。诸味配伍具有益气养阴、清补脏腑的作用。

⑥三仁八宝饭

原料：薏苡仁 50 克，莲子 15 克，粳米 250 克，鲜荷叶 3 张，扁豆 30 克，白豆蔻 5 克，杏仁 20 克，黄瓜 1 根，或按此比例搭配，白糖、小葱、陈皮各适量。

做法：将薏苡仁、莲子、扁豆、白蔻仁、杏仁分别用清水洗净，备用。将黄瓜洗净切丝。再将淘净的粳米放锅中，煮至七成熟，捞入盆内，拌入白糖，搅匀。把上述药物摆在荷叶上，再将粳米饭摊在药上，用荷叶包好，上笼蒸熟，取出扣入盆中，再撒上黄瓜丝、小葱、陈皮即成。

功效：健脾燥湿。

适应证：夏季身倦乏力、头昏、口腻、排尿不畅等暑湿之症。

注释：此药膳源自中医名方"三仁汤"。此方具有宣畅气机、清利湿热之功效，是夏季祛湿使用频率较高的方剂之一。夏季易夹湿邪，这道药膳用莲子、粳米健脾，杏仁、白豆蔻、薏苡仁、扁豆除湿，荷叶清热解暑，整道药膳具有健脾燥湿的功效。夏季宜多服。

3. 运动养生

小暑时节运动强度应避免过大，可选择在早晨或傍晚进行散步、太极拳等运动，也可选择游泳、瑜伽等。无论选择何种运动方式，都应注意避免运动后大汗淋漓。

（1）游泳可消暑健身

游泳可谓最适合盛夏的一种运动方式。小暑时节游泳不仅可健身，而且可消暑。因为水的导热能力比空气的导热能力大很多倍，游泳时水可帮助身体更快散发热量，因此人会感到凉快、舒适。游泳可防治颈椎、腰椎疾病，能增强心肺功能，提高机体免疫力。游泳时由于水的浮力作用，身体的脊柱由原来的直立状态可以变为水平状态，大大减轻了脊柱的负担，从而有效降低了颈、腰椎间盘内的压力。同时，水流对脊柱、肌肉和皮肤还可起到"按摩"作用，对防治颈椎、腰椎疾病有一定作用。游泳时不仅能增大呼吸肌的力量，而且能扩大胸部活动的幅度，增大肺的容量，从而增强肺功能。游泳时人体各器官都参与其中，血液循环也随之加快，以供给运动器官更多的营养物质。血液速度的加快，会增加心脏的负荷，使心跳频率加快，收缩强而有力。因此，长期游泳可增强心肌功能。

（2）练瑜伽可安神养性

小暑气候炎热，人容易变得烦躁不安。此时练瑜伽可起到安神养性的作用。瑜伽起源于印度，是一种古老的健身术和人体锻炼法，在古圣贤帕坦伽利所著的《瑜伽经》中，瑜伽被准确地定义为"对心作用的控制"。有研究表明，长期坚持练习瑜伽有助于发挥意念对自主神经系统的控制与调节。在小暑时节练习瑜伽，可以使人保持心境平和，帮助舒缓烦躁情绪。

【运动推荐】导引功法——调理脾胃需单举。

【具体方法】双脚分开与肩同宽，同时全身放松；两手放在小腹前，指尖相对，掌心向上；左臂上举，掌心向上，缓慢用力上托，右臂掌心向下，缓慢用力下压；回原位后交替右臂上举的姿势，动作要向相反的方向进行。左右臂上举时配合深吸气，到最高点时憋气 10 秒再放下手臂，同时吐气。

【注解】小暑与大暑节气是一年中气温最高且湿度最大的时期，即季节中的长夏，五行为土，人体脾脏与之相应，故"调理脾胃需单举"式主要是对脾胃起调节作用。脾之本脏位于身体中央，即腹部，但主四肢，《灵枢·本神》"脾气虚则四肢不用"，故亦可通过锻炼四肢来调整脾之功能。

4. 情志养生

小暑时节气候炎热，人容易烦躁不安，在情志方面要注意保持"心静"。遇到任何事情都要戒躁戒怒，保持心气平和，做到"心静自然凉"。

5. 经络养生

（1）按揉涌泉

【定位】位于脚掌前部 1/3 处（不算脚趾）。

【操作方法】将一手拇指指腹放在对侧涌泉穴位上，用较强的力气点揉36次，晨起和睡前按摩效果较好。

【注解】炎热的夏季不少人出汗较多，中医认为，人体有"五液"，汗为心之液，正常出汗能散热清火，而出汗太多则会伤气伤阴，阴伤多了容易出现阴虚火旺的症状，所以在夏季，更需要注意滋阴降火。《黄帝内经》中提到"肾出于涌泉，涌泉者足心"，就是说肾经之气犹如源泉之水，涌出灌溉周身各处。这个穴位对于滋阴降火很有意义，可以缓解上火引起的口干、眩晕、焦躁等。

（2）按捏极泉

【定位】在腋窝顶点，腋动脉搏动处，举臂开腋取穴。

【操作方法】双臂交叉于胸前，双手按对侧腋窝，用手指适度地按摩捏拿，每次按捏约3分钟。然后左手上举，用右手手掌拍打左腋下，再上举右手，用左手手掌拍打右腋下，每次拍打9下，反复操作4遍。

【注解】炎热的夏季，很多人会感觉热得心烦，即便是回到空调间也不会很快平静情绪，遇到棘手的工作更是容易情绪化。这个时候大家不妨按捏自己的极泉。经常按摩可以宽胸宁神、调和气血，很好地缓解燥热引起的心情烦躁、情绪不稳。从现代医学上讲，腋窝处淋巴组织非常丰富，经常按摩可以促进血液循环、调节免疫力。

（3）按揉阴陵泉

【定位】位于小腿内侧，胫骨内侧髁后下方的凹陷处。

【操作方法】患者取舒适的体位（坐位、仰卧位均可），用一手拇指指腹按压在对侧阴陵泉上，按而揉之，让刺激充分达到肌肉组织的深层，并产生酸、麻、胀、痛、热和走窜等感觉，维持一定力度，用拇指对局部肌肉进行左右弹拨。每次按揉5～10分钟，每日2～3次。

【注解】阴陵泉属足太阴脾经合穴，善助脾胃运化，专利水液输布，可利水除湿、调理三焦。点按本穴能促进脾胃的消化吸收，预防夏季消化道疾病的发生。

6. 香疗附方——香薷止痒散

【组成及用法】将藿香、香薷、茵陈、透骨草各 30 克加水煮沸，使用香炉或电热式香灯，把药水倒进香熏炉的盛水器中，点燃香炉或打开电源开关，待热力使药中精华徐徐释放出来，熏蒸皮肤。

【适应证】脂溢性皮炎、亚急性期皮炎、银屑病、皮肤瘙痒等症。

香薷，气清香而浓，味微辛而性凉，乃药食同源之品，李时珍曰："香薷有野生，有家莳。中州人三月种之，呼为香菜，以充蔬品。"朱丹溪唯取大叶者为良，而细叶者香烈更甚，今人多用之。香薷入药，芳香疏泄，解表散邪，善于疏解在表之暑邪，同时芳香醒脾，内服能祛暑化湿而和中，性温而不燥烈，发汗而不峻猛，故《本草纲目》言："世医治暑病，以香薷饮为首药。"

六、大暑

"大暑"正值中伏前后，气温最高，是一年中最热的节气。在这高温的炎暑，尤其要做好防暑保健。

（一）养生歌诀

大暑赤日炎火烧，避暑乘凉静养好；

苦夏散步茶薷香，熏艾防蚊防感冒；

瓜蔬豆粥禁生凉，户外湿热防暑伤。

【歌诀释义】大暑时烈日炎炎，天气酷热，养生以静养为好。注意防暑降温，可多食用含薷香的茶或药膳；通过熏艾以防蚊、防感冒；多吃新鲜的水果蔬菜，忌贪凉饮；选择散步、静坐等方式进行锻炼。

（二）节气特点

大暑是夏季的最后一个节气，时值每年公历 7 月 22 日至 24 日，太阳黄经达 120° 时。大暑与小暑一样，都是反映气候炎热程度的节令，大暑表示炎热至极。《月令七十二候集解》曰："六月中……暑，热也，就热之中分为大小，月初为小，月中为大，今则热气犹大也。"我国古代将大暑分为三候："一候腐草为萤；二候土润溽暑；三候大雨时行。"萤火虫分水生与陆生两种，陆生的萤火虫产卵于枯草上，大暑时，萤火虫卵化而出，因此古人认为萤火虫是腐草变成的；第二候是说天气开始变得闷热，土地也很潮湿；第三候是说时常有大的雷雨会出现，大雨过后会使暑湿减弱，天气开始向立秋过渡。大暑正值"中伏"前后，全国大部分地区进入一年中最热时期，经常会出现 40 ℃的高温天气，而且全国各地温差也不大。据《1971—2000 中国地面气候资料》数据显示，在 30 年极端最高气温统计中，有一部分省区的极端最高气温值出现在 7 月下旬，而绝大部分省区的极端最高气温值出现在 8 月上旬，刚好都是在大暑时期。

（三）养生原则

1. 起居养生

（1）注意防暑降温

俗话说："大暑大暑，有米不愿回家煮。"大暑时人经常会感到酷热难耐，潮湿闷热的天气极易引起人中暑。因此，此节气防暑降温是养生重点。中医理论认为，夏天暑气大，在天为热，在地为火，在人主心，暑气伤人先伤于心，并有"中暑者，中气虚而受于暑也"的说法。暑湿之气乘虚侵袭人体，使人心气亏耗，导致中暑的发生。大暑时应注意室内降温，避免在烈日下暴晒，注意劳逸结合以防中暑的发生。万一发现有人中暑，应立即将中暑者移至通风处休息，并给予淡盐水或绿豆汤、西瓜汁、酸梅汤等饮用。也可用风油精把手涂湿或取食盐一把，揉擦两手腕、双足心、两胁、前后心八处，直到擦出许多红点，患者即觉轻松而愈。

（2）熏艾防蚊防感冒

艾叶味辛、苦，性温，入肝、脾、肾经，有温经止血、散寒止痛、祛风止痒之功。现代药理研究表明，艾叶是一种广谱抗菌抗病毒的药，它对金黄色葡萄球菌、乙型溶血性链球菌、大肠埃希菌、白喉棒状杆菌、结核分枝杆菌等有不同程度杀灭作用，对腺病毒、流感病毒有一定抑制作用，对呼吸系统疾病有一定防治作用。艾叶烟熏是一种简便易行的防疫法，实验研究表明，每平方米面积取艾叶 1～5 克进行烟熏 30～60 分钟，即可对居室起到消毒杀菌作用。除此之外，熏艾还能防蚊驱虫，可使人免除夏季被蚊虫叮咬之苦。

2. 饮食养生

大暑节气暑湿之气较重，人易出现食欲不振、脘腹胀满、肢体困重等现象。饮食方面宜多吃燥湿健脾、益气养阴的食物。可用橘皮 10 克（鲜皮加倍），加适量冰糖，用开水冲泡后代茶饮，常饮可起到理气开胃、燥湿化痰的功效。大暑时人体出汗较多，容易耗气伤阴，在饮食上除了多喝水、常食粥、多吃新鲜蔬菜水果，还应多食用益气养阴的食物，如山药、大枣、蜂蜜、莲藕、百合等。鸭肉也是大暑时节进补的佳品。民间有"大暑老鸭胜补药"的说法，因为鸭肉性凉味甘能"滋五脏之阴，清虚劳之热，补血行水，养胃生津，止嗽息惊"，是大暑时不可多得的滋补上品，甚至被古代医家称为"妙药"。大暑时吃老鸭，可"阴虚不见燥，阳虚不见冷"。大暑时节还应谨防"因暑贪凉"。明代汪绮石在《理虚元鉴》里指出："夏防暑热，又防因暑取凉"，这是告诫人们在酷热的夏季，在解暑的同时一定要注意保护体内的阳气。因为天气炎热时人体出汗较多，毛孔处于开放状态，此时机体最易受外邪侵袭。因此，人们在避暑的同时不能过分贪凉，否则会因贪图一时舒服而伤及人体阳气，如经常吃冷饮、东西从冰箱里拿出来就吃等做法都是不可取的。

【茶饮食膳推荐】

①乌梅饮

原料：乌梅 10 颗，陈皮 5 克，甘草 3 克，或按此比例搭配，冰糖适量。

做法：将 10 颗乌梅过水冲洗干净，放入汤锅中加入水 1500 mL，大火煮开。沸腾后转用小火慢慢炖煮，同时加入甘草，直至汤色变成深棕色、梅肉化开，最后加入陈皮，再熬制 5 分钟。若水不够时可以反复加水，将汤汁煮成 1 升左右的浓缩汁，加少许冰糖调味，注意味道应以酸为主。关火，静置冷却。将浓缩汁过滤装瓶，放入冷藏室冷藏。饮用的时候，可以按照浓缩汁：水 =1：4 或 1：3 的比例稀释，然后加蜂蜜调味后饮用。冰镇后口感更佳。

功效：生津止渴。

适应证：夏季口干、食欲不振等症。

注释：乌梅味酸，性平，入肝、脾、肺、大肠经，具有敛肺止咳、生津止渴、涩肠止泻之功效。乌梅具有收敛性和酸味，可以促进胃肠蠕动并增加消化液分泌，有助于消化食物。酸能收涩，夏季多食酸性的食物有助于固表敛汗，防止耗伤气阴。乌梅与甘草搭配，酸甘化阴，口感酸甜可人。夏季气候炎热，此饮有生津止渴之功效，是夏季必备饮品。

②藿香茶

原料：青蒿 5 克，生甘草 5 克，广藿香 10 克，绿茶 10 克，或按此比例搭配。

做法：以上各味药物洗净，放入杯中，开水冲泡，代茶饮用，随喝随添水，至味淡为止。

功效：清暑化湿。

适应证：感受暑湿之邪引起的头晕胸闷、发热口渴，或呕吐腹泻、食欲不振等病，相当于西医所说的夏季上呼吸道感染、急性胃肠炎等病证。

注释：本方源于民间验方。广藿香味辛，性微温，归脾、胃、肺经，有化湿止呕、发表解暑的功效。青蒿具有解暑、退热的功效。大暑节气，气候炎热，暑湿为患，人们易感受暑湿之邪。于大暑前后，以本品代茶饮用，可有效防治中暑及上呼吸道感染、急性胃肠炎等病证。

③车前草茶

原料：新鲜车前草 3 株，生姜 3 片，或按此比例搭配，白糖适量。

做法：车前草洗净，放入锅中，加入生姜片，大火熬开后转小火煎煮 15

分钟，去渣留汁，加入适量白糖，调味即可。

功效：清湿热，泄淋浊。

适应证：预防久坐或饮水不足出现的尿频、尿急、尿赤、尿痛等症。

注释：车前草味甘，性寒，归肝、肾、膀胱经，具有利水、清热、明目、祛痰的功效。搭配生姜，避免其寒性损伤脾胃，清利而不伤正。二者相伍，具有清湿热、泄淋浊的功效。夏季气候炎热，久坐者或饮水不足者容易出现急性尿道感染症状。此茶正为湿热内蕴膀胱而设，是夏季常用的饮品之一。

④荸荠薏仁饮

原料：荸荠100克，薏苡仁25克，茯苓25克，或按此比例搭配。

做法：薏苡仁提前泡3个小时。把荸荠去皮切小块，与薏苡仁、茯苓一起放入锅中。加冷水用中火煮开，转小火再炖30分钟即可饮用。

功效：清利暑湿，健脾消肿，宁心安神。

适应证：夏季雨热交替的天气，脾虚湿热、心火旺盛所致大便泄泻、小便不利、心烦燥热、失眠多梦等症。

注释：荸荠汁多味甜，除生食外，可做成多种荤素皆宜的佳肴。荸荠也是一味中药，《本草再新》认为荸荠能"清心降火、补肺凉肝、消食化痰"。荸荠清热，薏苡仁利湿，茯苓除湿安神，三者搭配具有清利暑湿、健脾消肿、宁心安神的功效。

⑤扁豆山药莲子粥

原料：白扁豆15克，山药15克，莲子15克，粳米50克，或按此比例搭配。

做法：以上四味加水共煮为粥。

功效：健脾除湿。

适应证：脾虚人群。

注释：山药补肺脾肾，益气生津。莲子健脾补气，补心安神。两者同用加强补脾胃作用，且对心肾有益。白扁豆健脾化湿，防止滋补太过，滋生内湿。

⑥冬瓜荷叶薏苡仁排骨汤

原料：冬瓜 500 克，猪排骨 250 克，鲜荷叶 1 片，薏苡仁 30 克，或按此比例搭配，精盐、姜片各适量。

制法：冬瓜连皮洗净，切块。薏苡仁、荷叶洗净，稍浸泡。猪排骨洗净斩小块。将冬瓜块、薏苡仁、荷叶、排骨及姜片一起放进瓦煲内，加清水适量，先用大火煲沸后，改为小火煲约 3 小时，加入适量精盐调味即可。

功效：祛暑湿，清暑热。

适应证：下肢水肿、身体倦怠、头昏等症。

注释：方中冬瓜清热利尿，荷叶解暑化湿，薏苡仁渗水利湿，猪排骨补肾消肿，此汤搭配除湿之力较强，有祛暑湿、清暑热的功效。

⑦冬瓜金针菇汤

原料：冬瓜 200 克，金针菇 80 克，虾皮少许，水 750 mL，或按此比例搭配。

做法：冬瓜削皮切片，金针菇洗净。锅中放入水 750 mL，煮沸后加入少许虾皮，再加入冬瓜、金针菇，约 15 分钟煮熟后即可食用。

功效：解暑祛湿，止渴利尿。

适应证：湿邪困疲、脘痞不舒所致烦躁、厌食、乏困、大便不成形等症。

注释：夏季天气炎热，雨水充足，往往会造成潮湿、闷热的天气，这个季节人体往往会表现出湿困中焦的症状。冬瓜清热、利小便，是一种夏季较理想的日常食物。金针菇味甘，性凉，归脾、大肠经，能利肝脏、益肠胃。二者搭配清爽可口，具有解暑祛湿、止渴利尿之功。金针菇柄中含有大量食物纤维，可以吸附胆汁酸，降低胆固醇，促使胃肠蠕动，常吃对高脂血症患者有一定的好处。

3. 运动养生

大暑时节人们可根据自身体质特点选择合适的运动方式，但总的原则是强度不宜过大。对身体健康的人来说，运动强度以运动后适量出汗、身体有舒服的畅快感为度；中老年人则以活动时不感觉到疲乏为度。每个人可根据各人身体情况及喜好选择散步、爬山、游泳、太极拳等运动方式。另外，也可做"静坐转颈叩齿功"，具体做法：坐姿，双拳撑地，头部向肩部方向扭动，远视，左右方向各做20次；叩动牙齿40次，调息，津液咽入丹田10次。此功法可治头痛、胸背风毒、咳嗽上气、喘咳心烦、胸膈胀满、掌中热、脐上或肩背痛、中风、多汗、心情郁结、健忘等。

4. 情志养生

大暑时的炎热天气不仅会使人感到身体疲劳、食欲下降，还经常会使人"肝火"妄动，表现为心烦意乱、无精打采、思维紊乱、食欲不振、焦躁易怒等，这种现象被称为"夏季情感障碍症"，俗称"情绪中暑"。现代医学研究证实，人的神经系统对气温、气压和湿度等自然要素的变化比较敏感，高温的气候会影响人体情绪调节中枢，继而影响大脑的神经活动和内分泌水平，于是产生"情绪中暑"症状。预防"情绪中暑"首先要做到"心静"，越是天热，越应做到心平气和，以免不良情绪影响。

5. 经络养生

（1）按摩合谷

【定位】在手背，第1、第2掌骨之间，第2掌骨桡侧（大拇指方向）的中点处。

【操作方法】用一只手的拇指指腹朝对侧手小指方向按压合谷，以产生胀痛感为宜，每天3分钟。

【注解】合谷也称"虎口"，是大肠经原穴，可担当起补充大肠经整条经脉气血的作用。大肠经络肺过胃属大肠，故按揉这个穴位可调节胃肠功能，具有和胃降气、调中止痛、通腑泄热之功，可治疗各种胃肠道疾病。夏天中暑时也可重掐合谷。

（2）按揉阴陵泉

【定位】在小腿的内侧，胫骨内侧踝下缘与胫骨内侧缘之间的凹陷中，取穴时拇指沿小腿内侧胫骨内缘向上推，抵膝关节下，胫骨向内上弯曲凹陷处即是。

【操作方法】左右两侧的穴位每次各按揉 3 分钟即可，每天可按揉数次。

【注解】大暑是一年中最湿热的日子，人体内湿气也重，湿重困脾，会减弱脾胃运化功能。阴陵泉是脾经上管理身体水液的穴位，是人体重要的排湿大穴，经常刺激按摩阴陵泉，能够快速地祛除体内的脾湿，从而治疗因体内湿气过重所致的诸多病证。

（3）按揉通里

【定位】位于前臂掌侧，当尺侧腕屈肌腱的桡侧缘，腕横纹上 1 寸，在尺侧腕屈肌与指浅屈肌之间，深层为指深屈肌。

【操作方法】左右两侧的穴位每次各按揉 3 分钟即可，每天可按揉数次。

【注解】通里归属手少阴心经，具有清热安神、通经活络的功效，可以调理头痛、头昏、扁桃体炎等病证，对于胸闷、心悸、心律失常、心痛等心脏疾病也具有极好的调理效果。

6. 香疗附方——防中暑香囊

【组成及用法】藿香、佩兰、川芎、白芷各 9 克，雄黄、冰片、硼砂各 6 克，牛黄 3 克，研成细末。取 15 克装入小袋内，令小儿佩之，10 日调换香囊内的药物 1 次。本疗法一般小儿均可应用，无所禁忌。在小儿沐浴或洗脸时应把香袋取下，以免受潮降低疗效。

【适应证】小儿中暑。

牛黄，气清香，味苦而后甘，有清凉感，嚼之易碎，不粘牙，是一味开窍良药。《本草通玄》载牛黄"体轻气香，置舌上，先苦后甘，清凉透心者为真"。

第三章　秋之容平

第一节　古典渊源

"秋三月，此谓容平。天气以急，地气以明，早卧早起，与鸡俱兴，使志安宁，以缓秋刑，收敛神气，使秋气平，无外其志，使肺气清，此秋气之应，养收之道也。逆之则伤肺，冬为飧泄，奉藏者少。"出自《黄帝内经·四气调神大论》。

【释义】秋天的三个月是万物果实饱满、已经成熟的季节。在这一季节里，天气清肃，其风紧急，草木凋零，大地明净，人应当早睡早起，与群鸡同时作息，使情志安定平静，用以缓冲深秋的肃杀之气对人的影响。收敛此前向外宣散的神气，以使人体能适应秋气并达到相互平衡；不要让情志向外越泄，用以使肺气保持清肃。这才是顺应秋气、养护人体收敛功能的法则。违背了这一法则，就会伤害肺气，到了冬天还会由此而生完谷不化的泄泻病证。

"秋三月，此谓容平"：从立秋开始算，秋季三个月有六个节气，分别是立秋、处暑、白露、秋分、寒露、霜降，每个节气十五天。在这三个月当中，我们如何调整自己的身心？《黄帝内经》中说："此谓容平。"何谓"容平"？"容"即从容不迫，"平"即平和。到秋天，要讲究平和，活得从容不迫。"容"的前提是春生了、夏长了，到了秋天该收了。

"天气以急，地气以明"：立秋以后，天地间的阳气由发散趋向收敛，阴气逐渐生长起来，所以刮来的风总是凉凉的，让人感觉很凉爽。"天气以急"

指秋天的风有急劲之势，秋风吹在脸上有急切的感觉。如何应对秋风？关键在于睡觉时要关好窗户，否则会因风邪侵入人体导致全身酸痛。另外，要盖好被子，特别是保证腹部、头部不要受寒，注意穿衣，不要受凉，也不要太捂。

"早卧早起，与鸡俱兴"：到了秋天，我们的睡眠习惯应改为"早卧早起"。古代中医认为，秋天的气会抑制肝气，秋天的金克制了我们身体的肝胆之气，这样易出现雀盲症（以入暮或在暗处视力锐减，甚至不辨人物，天明或于明亮处则视觉恢复正常为特征的眼病）。

"使志安宁，以缓秋刑，收敛神气"："志"是我们的心神，当秋天的肃杀之气来临之际，心神就会受到伤害，会产生莫名的恐惧、害怕这种不良心理，可如果知道收敛锋芒，收收自己的心神，就会心安而不惧。

"使秋气平，无外其志，使肺气清，此秋之应，养收之道也，逆之则伤肺"：秋天，要拘谨收敛，可以穿紧身衣来慢慢紧紧身子，收敛一下自己，在秋天肃杀之气很重的情况下，就不要向外去表露自己的心愿和志向了。"使肺气清"即可以趁着秋天"天气以急"的劲儿，做做深吸气，清清肺里的浊痰、黏液，让肺气通过呼吸、吐纳变得更加清、更加净。"此秋气之应，养收之道也"，到了秋天要应秋，这么做的话才应了气的变化规律，能获得秋天的能量。"逆之则伤肺"，秋天不按照秋天的方式养生，则会伤肺。

"冬为飧泄，奉藏者少"：冬天是闭藏养肾的时候，而肺是肾的"妈妈"，肾属水，肺属金，金生水，如果在秋天没打好基础，冬天就会漏精、漏气、漏神。

总之，秋季的三个月，是自然界万物成熟、平定收敛的季节。此时，天气劲急，地气清肃，人们应早睡早起，起床的时间应与鸡鸣的时间一致。保持情绪的安宁，减轻秋季肃杀之气对人体的侵害。要收敛神气，不急不躁，以使秋季的肃杀之气得以平和。不使神思外驰，以保持肺气清肃。这就是通过与秋季的特点相适应来保养人体收敛之气的方法。如果违背了这些方法，就会损伤肺，使得供给冬藏之气的能力减弱。这样的话，冬季就会发生飧泄。

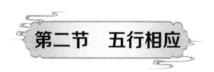

第二节 五行相应

一、肺大肠与四时秋相应

解剖学中的肺，位居胸中，左右各一，呈分叶状，质疏松。与心同居膈上，上连气管，通窍于鼻，与自然界之大气直接相通。与大肠、皮、毛、鼻等构成系统。在五行属金，为阳中之阴脏。主气司呼吸，助心行血，通调水道。在五脏六腑中，位居最高，为五脏之长。手太阴肺经与手阳明大肠经在肺与大肠之间相互络属，故肺与大肠相为表里，与四时秋相应。

1. 肺的生理功能

（1）肺主气

肺主气是肺主呼吸之气和肺主一身之气的总称。"肺藏魄，属金，总摄一身之气"（《周氏医学丛书·脏腑标本药式》）。人身之气均为肺所主，所以说"诸气者，皆属于肺"（《素问·五脏生成论》）。

1）肺主呼吸之气

肺主呼吸之气指肺通过呼吸运动，吸入自然界的清气，呼出体内的浊气，实现体内外气体交换的功能。"肺……一呼一吸，与天气相通"（《医原》），"天气至清，全凭呼吸为吐纳，其呼吸之枢则以肺为主"。通过不断地呼浊吸清，吐故纳新，促进气的生成，调节着气的升降出入运动，从而保证了人体新陈代谢的正常进行。所以说："肺叶百莹，谓之华盖，以复诸脏。虚如蜂窝，下无透窍，吸之则满，呼之则虚，一呼一吸，消息自然。司清浊之运化，为人身之橐龠。"（《医宗必读·改正内景脏腑图》）

2）肺主一身之气

肺主一身之气指肺有主持、调节全身各脏腑之气的作用，即肺通过呼吸而参与气的生成和调节气机的作用。"人身之气，禀命于肺，肺气清肃则周身

之气莫不服从而顺行。"(《医门法律·肺痈肺痿门》)

气的生成方面：肺参与一身之气的生成，特别是宗气的生成。人体通过呼吸运动，把自然界的清气吸入于肺，又通过胃肠的消化吸收功能，把食物变成水谷精气，由脾气升清，上输于肺。自然界的清气和水谷精气在肺内结合，积聚于胸中的上气海（上气海指膻中，位于胸中两乳之间，为宗气汇聚发源之处），便称之为宗气。宗气上出喉咙，以促进肺的呼吸运动；贯通心脉，以行血气而布散全身，以温养各脏腑组织和维持它们的正常功能活动，在生命活动中占有重要地位，故起到主一身之气的作用。因此，肺呼吸功能健全与否，不仅影响宗气的生成，而且也影响全身之气的生成。

全身气机的调节方面：所谓气机，泛指气的运动，升降出入为其基本形式。肺的呼吸运动，是气的升降出入运动的具体体现。肺有节律的一呼一吸，对全身之气的升降出入运动起着重要的调节作用。故曰："肺为四脏之上盖，通行诸脏之精气，气则为阳，流行脏腑，宣发腠理，而气者皆肺之所主。"(《太平圣惠方·卷第六》)"肺为相傅之官，治节出焉。统辖一身之气，无经不达，无脏不转，是气乃肺之充，而肺乃气之主也。"(《辨证录·痹证门》)

肺主一身之气的功能正常，则各脏腑之气旺盛。反之，肺主一身之气的功能失常，会影响宗气的生成和全身之气的升降出入运动，表现为少气不足以息、声低气怯、肢倦乏力等气虚之候。

（2）肺朝百脉

肺朝百脉是指全身的血液都通过经脉而聚会于肺，通过肺的呼吸，进行体内外清浊之气的交换，然后将富含清气的血液输送至全身的作用，即肺协助心脏推动血液在脉管内运行的作用。全身的血液，都要通过经脉而流经于肺，通过肺的呼吸进行气体交换，然后再输布全身。"食气入胃，浊气归心，淫精于脉，脉气流经，经气归于肺，肺朝百脉，输精于皮毛。"(《素问·经脉别论》)

肺朝百脉的生理作用为助心行血。肺主气，心主血，全身的血和脉，均统属于心。心脏的搏动，是血液运行的基本动力。血的运行，又依赖于气的推动，随着气的升降而运行到全身。肺主一身之气，贯通百脉，调节全身的气机，故能协助心脏主持血液循环。所以，血液的运行，亦有赖于肺气的输布和调节。"人之一身，皆气血之所循行，气非血不和，血非气不运"（《医学真传·气血》）。肺助心行血的作用，说明了肺与心在生理病理上反映了气和血的密切关系。若肺气虚衰，不能助心行血，就会影响心主血脉的生理功能，而出现血行障碍，如胸闷心悸、唇舌青紫等症状。

（3）肺主行水

肺主行水，是指肺的宣发和肃降对体内水液输布、运行和排泄的疏通与调节作用。由于肺为华盖，其位最高，参与调节体内水液代谢，所以说"肺为水之上源，肺气行则水行"。（《血证论·肿胀》）

人体内的水液代谢，是由肺、脾、肾，以及小肠、大肠、膀胱等脏腑共同完成的。肺主行水的生理功能，是通过肺气的宣发和肃降来实现的。肺气宣发，一是使水液迅速向上向外输布，布散到全身，外达皮毛，"若雾露之溉"以充养、润泽、护卫各个组织器官；二是使经肺代谢后的水液，即被身体利用后的废水和剩余水分，通过呼吸、皮肤汗孔蒸发而排出体外。肺气肃降，使体内代谢后的水液不断地下行到肾，经肾和膀胱的气化作用，生成尿液而排出体外，保持小便的通利。这就是肺在调节水液代谢中的作用，也就是肺通调水道的生理功能。如果肺气宣降失常，失去行水的职能，水道不调，则可出现水液输布和排泄障碍，如痰饮、水肿等。

（4）肺主治节

治节，即治理调节。肺主治节是指肺辅助心脏治理调节全身气、血、津液及脏腑生理功能的作用。心为君主之官，为五脏六腑之大主，肺为相傅之官而主治节。"肺与心皆居膈上，位高近君，犹之宰辅"。心为君主，肺为辅相。人体各脏腑组织之所以依着一定的规律活动，有赖于肺协助心来治理和调节。故曰："肺主气，气调则营卫脏腑无所不治。"（《类经·藏象类》），因此称肺为"相傅之官"。

肺主治节的作用，主要体现于 4 个方面。

1）肺主呼吸

肺有节律地一呼一吸，呼浊吸清，对保证呼吸的调匀有着极为重要的作用。

2）调节气机

肺主气，调节气的升降出入运动，使全身的气机调畅。所谓"肺主气，气调则营卫脏腑无所不治"。（《类经·藏象类》）

3）助心行血

肺朝百脉，助心行血，辅助心脏，推动和调节全身血液的运行。"诸气者皆属于肺"，气行则血亦行。

4）宣发肃降

肺的宣发和肃降，治理和调节津液的输布、运行和排泄。

（5）肺主宣肃

宣谓宣发，即宣通和发散之意。"气通于肺脏，凡脏腑经络之气，皆肺气之所宣"（《医学实在易》）。肃谓肃降，清肃下降之意。肺禀清虚之体，性主于降，以清肃下降为顺。肺宜清而宣降，其体清虚，其用宣降。宣发与肃降为肺气机升降出入运动的具体表现形式。肺位居上，既宣且降又以下降为主，方为其常。肺气必须在清虚宣降的情况下才能保持其主气、司呼吸、助心行血、通调水道等正常的生理功能。

1）肺主宣发

肺主宣发是指肺气向上升宣和向外布散的功能。其气机运动表现为升与出。其生理作用，主要体现在 3 个方面。

其一，吸清呼浊。肺通过本身的气化作用，经肺的呼吸，吸入自然界的清气，呼出体内的浊气，司体内清浊的运化，排出肺和呼吸道的痰浊，以保持呼吸道的清洁，有利于肺之呼吸。"肺者生气之原……吸之则满，呼之则虚……司清浊之运化"（《医宗必读·改正内景脏腑图》）。

其二，输布津液精微。肺将脾所传输的津液和水谷精微，布散到全身，外达于皮毛，以温润、濡养五脏六腑、四肢百骸、肌腠皮毛。

其三，宣发卫气。肺借宣发卫气，调节腠理之开阖，并将代谢后的津液化为汗液，由汗孔排出体外。因此，肺气失于宣散，则可出现呼吸不利、胸闷、咳嗽，以及鼻塞、喷嚏和无汗等症状。

2）肺主肃降

肺主肃降是指肺气清肃、下降的功能，其气机运动形式为降与入。其生理作用，主要体现在4个方面。

其一，吸入清气。肺通过呼吸运动吸入自然界的清气。肺之宣发以呼出体内浊气，肺之肃降以吸入自然界的清气，一宣一肃以完成吸清呼浊、吐故纳新的作用。

其二，输布津液精微。肺将吸入的清气及由脾转输于肺的津液和水谷精微向下布散于全身，以供脏腑组织生理功能之需要。

其三，通调水道。肺为水之上源，肺气肃降则能通调水道，使水液代谢产物下输膀胱。

其四，清肃洁净。肺的形质是"虚如蜂窠"，清轻肃净而不容异物。肺气肃降，则能肃清肺和呼吸道内的异物，以保持呼吸道的洁净。因此，肺气失于肃降，则可出现呼吸短促、喘促、咳痰等肺气上逆之候。

肺气的宣发和肃降，是相反相成的矛盾运动。在生理情况下，相互依存和相互制约；在病理情况下，则又常常相互影响。所以，没有正常的宣发，就不能有很好的肃降；没有正常的肃降，也会影响正常的宣发。只有宣发和肃降正常，才能使气能出能入，气道畅通，呼吸调匀，保持人体内外气体之交换；使各个脏腑组织既得到气、血、津液的营养灌溉，又免除水湿痰浊停留之患；使肺气不致耗散太过，从而始终保持清肃的正常状态。如果二者的功能失去协调，就会发生肺气失宣或肺失肃降的病变。前者以咳嗽为其特征，后者以喘促气逆为其特征。

2. 肺的生理特性

（1）肺为华盖

肺在体腔中位居最高，具有保护诸脏、抵御外邪的作用。肺位于胸腔，居五脏的最高位置，有覆盖诸脏的作用，肺又主一身之表，为脏腑之外卫，故称肺为华盖。所谓肺居五脏最高之部位，因其高，故曰盖。因其主气，为一身之纲领。恰如花开向荣，色泽流霞，轻清之体，华然光彩，故曰华盖（《大众医药·卫生门》），是对肺在五脏中位居最高和保护脏腑、抵御外邪、统领一身之气作用的高度概括。

肺通过气管、喉、鼻直接与外界相通。因此，肺的生理功能最易受外界环境的影响。如自然界风、寒、暑、湿、燥、火"六淫"之邪侵袭人体，尤其是风寒邪气，多首先入肺而导致肺卫失宣、肺窍不利等病变，病变初期多见发热恶寒、咳嗽、鼻塞等症状。

（2）肺为娇脏

肺为娇脏是指肺脏清虚娇嫩而易受邪侵的特性。肺为清虚之体，且居高位，为诸脏之华盖，百脉之所朝，外合皮毛，开窍于鼻，与天气直接相通。六淫外邪侵犯人体，不论是从口鼻而入，还是侵犯皮毛，皆易于犯肺而致病。他脏之寒热病变，亦常波及于肺，以其不耐寒热，易于受邪，"其性恶寒、恶热、恶燥、恶湿，最畏火、风。邪著则失其清肃降令，遂痹塞不通爽矣"（《临证指南医案》），故称娇脏。肺位最高，邪必先伤；肺叶娇嫩，不耐邪侵；肺为清虚之脏，不容邪气所干，故无论外感、内伤或其他脏腑病变，皆可累及于肺而为病。故曰："肺为娇脏，所主皮毛，最易受邪。"（《不居集》）"肺气一伤，百病蜂起，风则喘，痰则嗽，火则咳，血则咯，以清虚之脏，纤芥不容，难护易伤故也。"（《理虚元鉴》）

（3）肺气与秋气相应

肺为清虚之体，性喜清润，与秋季气候清肃、空气明润相应，故肺气在秋季最旺盛，秋季也多见肺的病变。肺气旺于秋、肺与秋季、西方、燥、金、白色、辛味等有内在的联系，如金秋之时，燥气当令，此时燥邪极易侵犯人体而耗伤肺之阴津，出现干咳及皮肤和口鼻干燥等症状；又如风寒束表，侵袭肺卫，出现恶寒发热、头项强痛、脉浮等外感表证时，可用麻黄、桂枝等辛散解表之药，使肌表之邪从汗而解。

3. 大肠的生理功能

大肠居腹中，其上口在阑门处接小肠，其下端紧接肛门，包括结肠和直肠，主传导糟粕和吸收津液。

（1）传导糟粕

大肠主传导是指大肠接受小肠下移的饮食残渣，使之形成粪便，经肛门排出体外的作用。大肠接受由小肠下移的饮食残渣，再吸收其中剩余的水分和养料，使之形成粪便，经肛门而排出体外，属整个消化过程的最后阶段，故有"传导之腑""传导之官"之称。其传导功能，主要与胃之通降、脾之运化、肺之肃降及肾之封藏有密切关系。

大肠有病，传导失常，主要表现为大便质和量的变化及排便次数的改变。如大肠传导失常，就会出现大便秘结或泄泻。若湿热蕴结于大肠，大肠气滞，又会出现腹痛、里急后重、下痢脓血等。

（2）吸收津液

大肠接受由小肠下注的食物残渣和剩余水分之后，将其中的部分水液重新再吸收，使残渣糟粕形成粪便而排出体外。大肠重新吸收水分，参与调节体内水液代谢的功能，称之为"大肠主津"。大肠这种重新吸收水分的功能与体内水液代谢有关。所以大肠的病变多与津液有关，如大肠虚寒，无力吸收水分，则水谷杂下，出现肠鸣、腹痛、泄泻等；大肠实热，消烁水分，肠液干枯，肠道失润，又会出现大便秘结不通之症。机体所需之水，绝大部分是在小肠或大肠被吸收的，故"大肠主津，小肠主液，大肠、小肠受胃之荣气，乃能行津液于上焦，灌溉皮毛，充实腠理"。(《脾胃论·大肠小肠五脏皆属于胃胃虚则俱病论》)

4. 大肠的生理特性

大肠在脏腑功能活动中，始终处于不断地承受小肠下移的饮食残渣并形成粪便而排泄糟粕，表现为积聚与输送并存，实而不能满的状态，故以降为顺、以通为用。六腑以通为用，以降为顺，尤以大肠为最，所以通降下行为大肠的重要生理特性。大肠通降失常，以糟粕内结、壅塞不通为多，故有"肠道易实"之说。

二、肺大肠之五行相应

古人对金的属性用"金曰从革"来总结。"从"字义上来看二人相随是为从，有跟从、顺从之意；革指变革、革新、改革等意义，这也是金的其中一种属性。也有人说"从革"是指金属可以划开皮革，即分割，进而引申为肃杀之意。所以皮革上的一些特点也就成了金的属性，以此来看，金具有能柔、能刚、变革的特性，进而引申为肃杀、潜降、收敛、清洁之意。秋季与"金"相联系，这一对应关系不仅反映在自然现象上，也体现在人体生理和病理上。

1. 生克

在中医理论中，肺属金，而肺的功能与呼吸有关，通过呼吸交换气体，维持生命活动。五行中的"金"能够生水、克木，这反映了一种自然界和人体内部的相互制约和平衡关系。肺金和肝木与全身气血运行密切相关，全身的气需要依靠血液营养才能正常运行，血液的正常运行要依靠气的推动才能到达全身，从而维持机体正常的活动，且经脉起于肺经，终于足厥阴肝经，构成经脉气血运行的闭环；但肝木犯肺会出现咳嗽、喘息的症状，随着情绪变化，咳嗽、喘息会加重；肺金能够滋生肾水，而肾水作为五脏阴阳之根本，对肺金也具有滋养作用。

2. 五志

中医五行学说中"秋应于肺，在志为忧"。根据这一理论，秋季被认为是一个容易引起忧郁感伤的季节，也因自然界中的生机逐渐衰退，万物凋零，这种环境容易使人产生忧虑和悲伤的情绪。所以，在这个季节里，肺需要得到更多的滋养和保护，要注意调节情绪，避免过度消耗体内的津液，以防干燥引起不适。

3. 五色

《黄帝内经》"西方……在地金，在色为白……"五行中的白色泛指白属金入肺的功能系统。根据传统中医的理论，金对应秋季，而在五色（青、赤、黄、白、黑）中，白色与金相对应。这种对应关系不仅体现在自然现象和人体生理上，还贯穿中医的诊断和治疗过程中。在中医养生中，建议食用白色食物来滋养肺部，如白萝卜、白菜等，这些食物有助于养阴润燥，适应秋季干燥的气候特点。

4. 五音

在"五音"之中，"商"代表秋，与秋天的萧瑟之气相互对应，所以人们也把秋天称为"商秋"。"商"音属金，这个音阶比较凄厉，正好与秋季的萧条之象相吻合，并且主导着收敛的作用。"商"音能够促进人体气机的内收，这有助于调节肺气的宣发和肃降，对于呼吸系统的健康管理有积极作用。对肺部较为虚弱者来说，秋季宜多听"商"音，以此来强化肺部的健康。

5. 五味

按照五行理论，五味中辛味与肺相应，具有发散和行气的作用，因此辛味食物在秋季的养生中具有一定的重要性。辛味食物有助于宣发肺气，促进呼吸系统的健康；辛味食物具有行气活血的作用，可以促进气血的流通。临床实践中发现，适当食用辛味食物可以帮助促进血液循环，预防寒邪引起的疾病，辛味食物如大葱、生姜、辣椒等含有丰富的维生素 C 和抗氧化物质，可以增强人体的免疫力，提高抵抗力，减少感冒和其他呼吸道疾病的发生。

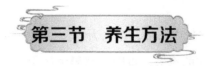

第三节　养生方法

秋天是从立秋之日起，到立冬之日止，其间包括立秋、处暑、白露、秋分、寒露、霜降等六个节气，并以中秋（农历八月十五日）作为气候转化的分界。《管子》指出："秋者阴气始下，故万物收。"这里的阴气始下，是说在秋天由于阳气渐收，而阴气逐渐生长起来；万物收，是指万物成熟，到了收获之时。从秋季的气候特点来看，由热转寒，即"阳消阴长"的过渡阶段。人体的生理活动，随"夏长"到"秋收"而相应改变。因此，秋季养生不能离开"收养"这一原则，也就是说，秋季养生一定要把保养体内的阴气作为首要任务。

一、立秋

立秋时节虽已进入秋季，但在季节分属上仍属"长夏"时节，故养生也应该注重健脾养胃。

（一）养生歌诀

立秋凉风虎热防，舒畅情志防肺伤；

散步太极除秋乏，秋收少吃葱姜辣；

酸果菠乳柔润味，防暑除湿护脾胃。

【歌诀释义】立秋后虽然有些地方会刮起凉风，但因秋阳肆虐，很多地方天气还炎热，应谨防"秋老虎"伤人。在饮食上要少吃葱、姜、蒜等辛辣食物，多吃酸味食物以化阴生津润肺；选择散步、太极拳、爬山等项目进行运动，以解除"秋乏"；适当食用防暑降温之品以消暑敛汗、健脾开胃；在精神方面要做到内心宁静、心情舒畅，切忌悲忧而伤肺。

（二）节气特点

立秋是秋季的第一个节气，每年公历的 8 月 7 日或 8 日，视太阳黄经达 135°时为立秋。"立"是开始之意，"秋"表示庄稼成熟。《月令七十二候集解》曰："七月节，立字解见春（立春）。秋，揪也，物于此而揪敛也。"立秋时节，万物成熟收获，天地间的阴气逐渐增强，而阳气则由"长"转"收"。我国古代将立秋分为三候："初候凉风至；二候白露降；三候寒蝉鸣。""初候凉风至"指立秋后，我国许多地方开始刮偏北风，偏南风逐渐减少，小北风给人们带来了丝丝凉意。"二候白露降"，由于白天日照仍很强烈，夜晚的凉风刮来形成一定的昼夜温差，清晨时空气中的水蒸气在室外植物上凝结成了一颗颗晶莹的露珠。"三候寒蝉鸣"，这时候的蝉，食物充足，温度适宜，在微风吹动的树枝上得意地鸣叫着，好像告诉人们炎热的夏天过去了。虽然我国民间有"立秋之日凉风至"的谚语，但由于中国地域辽阔，每个地方的纬度、海拔不同，各地是不可能在立秋这一天同时进入凉爽的秋季的。事实上，由于立秋常处于三伏天的末尾阶段，此时盛夏余热未消，秋阳肆虐，很多地方天气还炎热，故有"秋老虎"之称。

（三）养生原则

1. 起居养生

（1）早卧早起以敛阳

《素问·四气调神大论》云："夫四时阴阳者，万物之根本也，所以圣人春夏养阳，秋冬养阴，以从其根，故与万物沉浮于生长之门，逆其根则伐其本，坏其真矣。"立秋后，自然界的阳气开始收敛、沉降，人应开始做好保养阳气的准备。在起居上应做到"早卧早起，与鸡俱兴"。早睡可以顺应阳气的收敛，早起可使肺气得以舒展，且防收敛太过。秋季适当早起，还可减少血栓形成的机会，对于预防脑血栓等缺血性疾病发生有一定意义。一般来说，秋季以晚上 10 点 30 分入睡、早晨 5 点左右起床为宜。

（2）使用空调须谨慎

立秋后天气依旧很炎热，很多人仍像夏季一样，使用空调来降温。需提醒大家注意的是，立秋后尽量不要在晚上睡觉时使用空调。因为立秋后虽然暑热未尽，但昼夜温差逐渐加大，往往是白天酷热、夜间凉爽。如在晚上睡觉时使用空调，容易使人出现身热头痛、关节酸痛、腹痛腹泻等症状。另外，睡觉时也不宜直对着门窗，避免受到冷风侵袭而致病。

2. 饮食养生

（1）宜少辛增酸

《素问·脏气法时论》曰："肺主秋……肺欲收，急食酸以收之，用酸补之，辛泻之。"因为辛味发散泄肺，酸味收敛肺气，秋天肺气宜收不宜散，因此要少吃葱、姜、蒜、韭菜、辣椒等辛辣食物，多吃橘子、柠檬、葡萄、苹果、石榴、杨梅、柚子等酸味食物。

（2）多食滋阴润肺食物

立秋后燥气当令，燥邪易伤肺，故饮食应以滋阴润肺为宜，可适当食用芝麻、百合、蜂蜜、菠萝、乳制品等以滋阴润肺。另外，因立秋时暑热之气还未尽消，天气依然闷热，故仍需适当食用防暑降温之品，如绿豆汤、莲子粥、百合粥、薄荷粥等，此类食物不仅能消暑敛汗，还能健脾开胃、促进食欲。

【茶饮食膳推荐】

①养阴清肺茶

原料：玄参5克，麦冬5克，桔梗3克，乌梅3克，生甘草3克，或按此比例搭配。

做法：将玄参、麦冬、桔梗、乌梅及生甘草一同置茶壶中，用沸水适量冲泡，焖15分钟，或用凉水煮开30分钟，倒入杯中代茶频饮。

功效：清咽止咳，养阴敛肺。

适应证：阴虚干咳无痰、咯血、咽干、咽痛等症。

注释：麦冬味甘、微苦，性微寒，归心、肺、胃经，具有润肺养阴、益胃生津、清心除烦的功效；玄参具有清热凉血、滋阴解毒的功效；乌梅搭配生甘草，酸甘化阴、生津止渴；桔梗引药上行入肺。

②五汁饮

原料：青提子100克，黑提子100克，车厘子100克，雪梨1个，猕猴桃1个，柠檬1片，或按此比例搭配，蜂蜜适量。

做法：水果洗净，提子、车厘子去核，雪梨去皮、核，切块，猕猴桃去皮切块。把水果放入榨汁机中，打碎搅拌即可。根据口感可加入柠檬与少许蜂蜜。

功效：清润通便。

适应证：大便干燥、口干、口臭等症。

注释：五种水果均有较好的抗氧化作用。水果大都性偏寒凉，生吃不仅能清脏腑之热，还能润肠通便。初秋时节暑热未消，燥气渐盛，在水果丰收的季节，果汁能清热补水。此果汁有润肠通便、清泄脏腑的作用。

注意事项：气虚、阳虚、痰湿体质人群及脾胃虚弱者不宜食用。

③芡实莲藕羹

原料：芡实60克，大枣20枚，莲藕200克，或按此比例搭配。

做法：将芡实、莲藕洗净捣碎，大枣去核，加水共煮成糊状，放适量冰糖食用。

功效：健脾益阴。

适应证：口渴、咽燥、脾虚食少、乏力、便溏、妇人脏躁等症。

注释：芡实味甘，性平，归脾、肾、心、胃、肝经，具有益肾固精、补脾止泻、祛湿止带的功效；大枣补中益气，养血安神；莲藕味甘，性寒，具有清热生津、凉血散瘀的功效。

④银耳百合莲子羹

原料：银耳30克，莲子10克，大枣10克，百合20克，枸杞子20克，冰糖 20 克，或按此比例搭配。

做法：银耳用温水泡发 1 小时后洗净，剪去根部，然后用手撕成小片备用。莲子、百合、枸杞子也分别用温水泡发 30 分钟。锅内放入适量矿泉水，然后把泡发好的莲子、银耳倒入锅内煲 2 个小时。最后倒入百合、枸杞子，再煮 20 ～ 30 分钟，出锅前 5 分钟加入冰糖就可以熄火了。

功效：清热润肺，养颜美容，滋阴补肾。

适应证：秋季养生。

注释：银耳百合莲子羹是一道传统的甜品。银耳味甘、淡，性平，归肺、胃、肾经，具有滋补生津、润肺养胃的功效；百合能养阴润肺、清心安神；莲子能补脾止泻、益肾涩精；大枣健脾养血；枸杞子滋补肝肾。搭配起来具有清热润肺、养颜美容、滋阴补肾之功效。

⑤冰糖莲子羹

原料：去心莲子 300 克，冰糖 200 克，山楂糕 30 克，或按此比例搭配，桂花少许。

做法：莲子水泡发胀后，用水洗净，倒入大碗中，加入开水，漫过莲子，上屉蒸约 50 分钟取出；锅内加水 2000 mL，水开后，下入冰糖，融化；山楂糕切成小丁；在蒸好的莲子中倒入冰糖汁，放上山楂糕丁，撒入桂花即成。不拘于时，直接食用。

功效：补脾润肺，收敛固精。

适应证：食欲不振、口唇干燥等症。对女性体虚白带，男子肾虚遗精、滑精、早泄，以及脾虚久泻、食欲不振等病亦有较好的调治作用。

注释：本方为民间验方，以莲子、冰糖为主，合入酸甜消食的山楂糕与甜香开胃的桂花组成，口感柔滑、清甜、黏稠。全方合用，具有补脾润肺、收敛固精的作用，是秋季养生润肺止咳、益胃止渴的必备良品。

3. 运动养生

盛夏时人的皮肤湿度和体温升高，大量出汗使水盐代谢失调，胃肠功能减弱，心血管系统的负担增加，人体过度消耗的能量得不到及时有效的补偿。立秋以后，天气渐渐转凉，人体出汗减少，体热的产生和散发及水盐代谢也逐渐恢复到原有的平衡状态，因此人体感到舒适，并处于松弛的状态，机体随之会有一种莫名的疲惫感，这就是我们常说的"秋乏"。此时，通过适当的运动可有效驱除"秋乏"。运动者可根据自身体质和爱好，选择散步、太极拳、爬山等轻松柔缓的项目，运动量与夏季相比可适当增大，运动时间可加长，但要注意强度不可太大，以防出汗过多，阳气耗损。

【运动推荐】导引功法——展翅飞雁式。

【具体做法】首先左腿向前迈出一步，重心转到左腿上，同时下颌稍向上抬起伸长脖子，用鼻深吸气，两手握拳从丹田向上至胸前膻中平举打开往后飞，待完全张开后松拳，口吐气同时稍内收肩部，带动肘、腕、指关节顺势运动5秒后回原位，稍休息片刻后换做右腿向前重复运动，左右各4拍为1个循环，早晚做2个循环。常做此功可补虚益损、舒筋活络以助肺宣清气肃浊气。练习本式功法时将意念贯注导引动作之中。

4. 情志养生

《素问·四气调神大论》曰："秋三月……使志安宁，以缓秋刑，收敛神气，使秋气平，无外其志，使肺气清，此秋气之应，养收之道也。"立秋后在精神方面要做到内心宁静、心情舒畅，切忌悲忧伤感，即使遇到伤心的事，也应主动予以排解，以避肃杀之气，同时应收敛神气，以适应秋天容平（形容万物丰收的景象）之气。

5. 房事养生

立秋时"阳消阴长"，人体也到了"收敛"的时候，故应减少房事次数。因为人体若阳气不足，可以借助春天升发之性、夏天阳热之气以温养、升发阳气；而阴精不足的人，则可借助秋冬收藏之性以涵养阴精，故保精的观念虽强调是冬季摄生之要领，实则从立秋就应开始。

6.经络养生

夏秋之交，天地之气由"浮"转"收"，正是收敛阳气、培补元气的最佳时节。古人有"春灸气海，秋灸关元"的说法，因此立秋当天或者前后十五天都可以通过做节气灸来进行养生保健。

【选穴】关元、脾俞、足三里。

【定位】

关元：在下腹部，前正中线上，脐中下3寸。

脾俞：在背部，第11胸椎棘突下，旁开1.5寸。

足三里：位于小腿外侧，犊鼻下3寸，距胫骨前嵴外一横指处，犊鼻与解溪连线上。

【操作方法】先用拇指指腹适当用力按揉每穴5分钟，再用手持灸条在各穴上处进行雀啄灸10分钟，每次每个穴位治疗时间大概在10分钟，以灸到红润为度，有热感内传为佳。灸后立即喝养阴清肺茶饮。每周1～2次即可，切忌贪多。

【注解】关元是小肠之募穴，足三阴经与任脉之会穴，又为三焦之气所生之处，藏精之所，为培元固本、补气益精、回阳固脱之要穴；脾俞为脾之背俞穴，是脾气转输于后背的部位，有健脾和胃、利湿升清的作用，脾胃为后天之本，气血化生之源，脾统血，主四肢肌肉，故本穴为治疗脾胃病、妇科病、血病及四肢无力等疾病的重要腧穴；足三里乃足阳明胃经之合穴，土中之土，胃为仓廪之官，水谷之海，主纳谷，故灸足三里能升阳益胃、强壮脾肾、调和气血、益先后天之气。

7.香疗附方——咳喘背心

【组成及用法】前胡、干姜、桂枝、细辛、杏仁、白前各15克，麻黄15克，炒莱菔子10克，磁石、紫苏、款冬花各30克，厚朴、陈皮、半夏各20克。研碎和匀、装入棉背心，经常穿在身上，护住前胸和后背。一般白天穿戴，睡时脱下。若咳喘较甚者，睡时可以不脱。

【适应证】慢性支气管炎。

前胡，气芳香，略带油腥气，始载于《名医别录》，列为中品。前胡辛散苦降，入肺经，能降肺气，治疗肺气上逆、咳喘痰多，正合"苦能下气，辛能散热"之意。李时珍曰："前胡味甘、辛，气微平，阳中之阴，降也。乃手足太阴、阳明之药，与柴胡纯阳上升入少阳、厥阴者不同也。其功长于下气，故能治痰热喘嗽、痞膈呕逆诸疾，气下则火降，痰亦降矣。所以有推陈致新之绩，为痰气要药。"前胡配柴胡，柴胡苦平，两药均气味芳香，偏入肝经，疏肝解郁而升主降；且均为风药，一升一降，一疏一宣，解热散风，调气止咳，尤宜于痰气互结，解郁疏肝，下气消痰。

二、处暑

处暑，即为"出暑"，是炎热离开的意思，此时气候处于阳消阴长的阶段，温度仍较高，加上时有秋雨湿气较重，湿热并行，所以有"秋老虎"之说。另外，昼热夜凉，气候寒热变换，稍不注意容易伤风感冒，陈年旧疾多有复发，因此在健康养生上应该注重预防感冒。

（一）养生歌诀

处暑秋冻适增衣，重在养阴护阳气；

早睡早起调情绪，气候变数湿热雨；

登高练操除浊气，清热安神银耳蜜。

【歌诀释义】处暑时天气逐渐转凉，但有些地方气候仍湿热。养生重点在于养阴护阳，起居方面应做到早睡早起，早晚适当添加衣物；饮食方面宜多食滋阴润肺、清热安神类食物，如银耳、蜂蜜等；通过爬山、做健身操等进行锻炼，以排除夏季郁积在体内的湿热。

（二）节气特点

处暑是秋季的第二个节气，适逢每年公历的 8 月 22 日至 24 日，当太阳黄经达 150°时。《月令七十二候集解》云："处，去也，暑气至此而止矣。"处暑是反映气温变化的一个节气。"处"含有躲藏、终止之意，"处暑"表示炎热暑天结束了，也就是说炎热的夏天即将过去，热到此为止了。我国古代将处暑分为三候："一候鹰乃祭鸟；二候天地始肃；三候禾乃登。"意思是说，大暑节气中老鹰开始大量捕猎鸟类；天地间万物开始凋零；"禾乃登"的"禾"是黍、稷、稻、粱类农作物的总称，"登"即成熟的意思。到了处暑以后，我国大部分地区气温逐渐下降，已不再暑气逼人。处暑时由于太阳直射点继续南移，太阳辐射减弱，副热带高压跨越式地向南撤退，蒙古冷高压开始出现，使我国东北、华北、西北率先开始进入秋季。而在我国华南，尤其是长江沿岸低海拔地区，最高气温还时常高于 30 ℃，人们还会感受到"秋老虎"的余威。

（三）养生原则

1. 起居养生

（1）每天多睡 1 小时

处暑时节正处在由热转凉的交替时期，自然界的阳气由疏泄趋向收敛，人体内阴阳之气的盛衰也随之转换。此时人们应早睡早起，保证睡眠充足，每天应比夏季多睡 1 个小时。早睡可避免秋天肃杀之气，早起则有助于肺气的舒畅。午睡也是处暑时的养生之道，通过午睡可弥补夜晚睡眠不足，有利于缓解秋乏。午睡对老年人而言尤为重要，因为老年人气血阴阳俱亏，易出现昼不精、夜不寐的少寐现象。古代养生家说："少寐乃老年人之大患"，《古今嘉言》认为老年人宜"遇有睡意则就枕"，这是符合科学养生观点的。

（2）早晚适当添衣

处暑后由于天气逐渐转凉，昼夜温差加大，早晚应适当添衣。但因处暑时正值初秋，此时暑热未消，因此添衣时可遵循"春捂秋冻"的养生原则，不宜一下子添得过多，以自身感觉不过寒为宜，可有意识地让身体冻一冻。秋冻有两大好处，一是可以提高人体的肌肉关节活动能力，促进血液循环；

二是能提高人体的御寒能力，以达到强身健体之目的。

2.饮食养生

（1）宜增咸酸减辛辣

处暑时要重视养肺，在饮食方面应适当多吃咸味、酸味的食物，少吃辛辣食物。比如可以多吃些西红柿、山楂、乌梅等。如果早晨起来感觉口干咽干，可喝点淡盐水。中医有"朝朝盐水，晚晚蜜汤"的说法。早上喝淡盐水，洗肠又解毒，而且有少许消炎作用，可润肠胃通大便；晚上喝蜂蜜水有助于美容养颜，并可补充各种微量元素，很适合在处暑时饮用。

（2）多食滋阴润肺食物

处暑时天气较干燥，燥邪易灼伤肺津，此时节宜多食具有养阴润肺作用的食物。其中最具代表性的是蜂蜜。李时珍《本草纲目》载蜂蜜："清热也，补中也，解毒也，润燥也，止痛也。"蜂蜜有养阴润燥、润肺补虚、润肠通便、解药毒、养脾气、悦颜色的功效，因此被誉为"百花之精"。蜂蜜中含有与人体血清浓度相近的多种无机盐，还含有丰富的果糖、葡萄糖、多种维生素、多种有机酸和有益人体健康的微量元素，如铁、钙等，尤其是果糖、葡萄糖，都可不经过消化而直接被人体吸收利用，是理想的营养佳品。睡前食用蜂蜜，可以改善睡眠，使人尽快入睡。中医认为银耳亦是养阴润肺佳品，银耳味甘、淡，性平，归肺、胃经，具有润肺清热、养胃生津的功效，可防治干咳少痰或痰中带血丝、口燥咽干、失眠多梦等病证。除此之外，还可多食用梨、百合、芝麻、牛奶、鸭肉、莲藕、荸荠、甘蔗等滋阴润肺的食物。

【茶饮食膳推荐】

①秋菊清心茶

原料：杭菊5克，麦冬5克，百合5克，红茶叶一小撮，或按此比例搭配。

做法：在水开后，将以上材料投入壶中，10分钟后代茶饮。

功效：清肝泻火，滋阴润燥，宁神养心。

适应证：秋燥引起的咽喉肿痛、咽干、唇干、鼻干等症。

注释：入秋之后，气候越来越干燥，菊花在这个季节最适合饮用。民间有句话："菊花二朵一撮茶，清心明目有寿加。"中医认为菊花得天地之清气，含金水之精英，饱经露霜，备受四气，善清上焦风热、平肝明目、清热解毒。搭配麦冬、百合养阴润肺，此茶具有清肝泻火、滋阴润燥、宁神养心的功效。

②参麦茶

原料：西洋参3克，麦冬5克，红茶叶一小撮，或按此比例搭配。

做法：以上诸料放入杯中，加沸水冲泡，10分钟后代茶饮。

效用：滋阴生津，暖胃安神。

适应证：气阴两亏之咳喘虚热、烦躁、口燥咽干、失眠等症。

注释：西洋参味甘、微苦，性凉，归心、肺、肾经，具有补气养阴、清热生津的功效；搭配麦冬养阴生津，红茶温胃散寒，共奏滋阴生津、暖胃安神的功效。此茶还具有增强抵抗力、消除疲劳的功效，是气虚人群秋季的保健首选。

③玉竹沙参炖鸭

原料：老鸭1只，玉竹50克，北沙参50克，老姜3片，或按此比例搭配。

做法：老鸭洗干净，斩成块。锅里放冷水，放入鸭肉，煮开后，转小火，撇去浮沫，再稍微煮会儿，把浮在表面的油也撇去。加点料酒，把洗干净的玉竹、北沙参还有姜片一起放入。转小火煲2个小时，出锅时加盐调味即可。

功效：养阴润肺，清热化痰。

适应证：燥热咳嗽、津伤口渴、咽干、痰中带血、身体虚弱等症。

注释：北沙参、玉竹具有滋阴润肺、清热化痰的功效；老鸭清热解毒、滋阴润燥。三者搭配具有养阴润肺、清热化痰的功效。

④萝卜鸭汤

原料：鸭1只，青萝卜500克，陈皮少许，生姜2片，或按此比例搭配。

做法：鸭去毛及内脏，洗净，放在滚水内焯去血污，冲洗干净，切块。青萝卜去皮，洗净，切厚片。陈皮浸软，去络，洗净，切丝。待汤锅的水烧开后，放入所有用料，慢火炖约 2 小时，调味后即可食肉喝汤。

功效：滋阴补虚，利水消肿。

适应证：用于处暑前后乃至整个秋季的调养，也适用于低热不退及脾虚水肿、小便不利的辅助治疗。

注释：本方为民间验方。《本草纲目》记载方中以鸭肉为主，合入健脾消食、理气化痰的青萝卜与理气健脾、燥湿化痰的陈皮组成。三者共煮为汤，滋而不腻，味道鲜美，既能滋阴补虚，又能利水消肿，适用于处暑前后乃至整个秋季的调养。另外，也适用于低热不退及脾虚水肿、小便不利的辅助治疗。

⑤蒸南瓜

原料：老南瓜 1 个，百合 50 克，粉丝少许，鸡蛋 1 个，或按此比例搭配，姜末、葱花、味精、盐等调味品适量，高汤 1 碗。

做法：先将南瓜洗净，从有蒂的地方切去一个盖，挖去中间的瓜瓤待用，百合、粉丝用温水泡软，粉丝切成小段，然后将百合、粉丝、姜末、葱花、盐、味精等搅在一起，加入适量高汤，打入鸡蛋、搅匀成馅，将馅放入南瓜内，将盖盖上，放入一大盘内，隔水用中火蒸 3 小时即可。

功效：补中益气，润肺解毒。

适应证：脾胃气虚之纳呆、消化不良、腹胀、体虚咳喘、气短倦怠等症。

注释：老南瓜味甘，性平，入脾、胃二经，具有补中益气、益心敛肺的作用；配合百合滋阴润肺，此方具有补中益气、润肺解毒的功效。

3. 运动养生

处暑时节可选择爬山、健身操、散步、太极拳等运动方式进行锻炼，以排除夏季郁积在体内的湿热，对人体安然度夏大有帮助。但运动时要注意强度不可过大，避免大量汗出而损伤阳气。

【运动推荐】导引功法——旋颈耸肩高抬手。

【具体方法】站立，双脚分开与肩同宽，双手握拳自然下垂，挺胸塌腰，下颌稍向上抬起伸长脖子，头分别向左及向右轻旋，同时配合深吸气与呼气、握拳与松拳、脚趾爪地与放松；再面向正中，深吸气，脖子往下缩，肩部往上耸到最高点，逐渐慢速后旋肩，开始呼气时向下，肩胛骨尽量往脊柱方向紧靠，旋转肩关节，连续耸肩旋肩2次与左右旋颈1次为1个循环，早晚反复4个循环；双手紧握拳从两侧高举过头，深吸气直到手臂伸直，憋气5秒，双手从正面逐渐放下，口吐气，松拳放于丹田部，稍息片刻再次重复动作，9次为1个循环，早晚反复2个循环。练习本式功法时将意念贯注于导引动作之中。

4. 情志养生

处暑时自然界出现一片肃杀的景象，人们易触景生情而产生悲伤的情绪，不利于人体健康。因此，处暑时要注意收敛神志，使神志安宁、情绪安静，切忌情绪大起大落，平时可通过听音乐、练习书法、钓鱼等方式以安神定志。

5. 经络养生

【选穴】大椎、神阙、足三里。

【定位】

大椎：在后背正中线上，第7颈椎棘突下凹陷中。

神阙：在脐中部，脐中央。

足三里：位于小腿外侧，犊鼻下3寸，距胫骨前嵴外一横指处，犊鼻与解溪连线上。

【操作方法】选用中药白芥子、细辛、甘遂、延胡索等，将其研细成末，然后用姜汁调和后放入胶布中制成药贴，将药贴贴至穴位上。敷贴时间一般正常成年人2～8小时，儿童1～2小时，如果局部出现过敏现象及时拿掉。

为更好地利于药物吸收，患者在敷贴期间也应减少运动、避免出汗。

【注解】大椎为手足三阳、督脉之会，督脉为诸阳之海，统摄全身阳气，而太阳主开、少阳主枢、阳明主里，故本穴可清阳明之里、启太阳之开、和解少阳以驱邪外出而主治全身热病及外感之邪；神阙当元神之门户，故有回阳救逆、开窍苏厥之功效，加之穴位于腹之中部，三焦之枢纽，又邻近胃与大小肠，所以该穴还能健脾胃、理肠止泻；足三里乃足阳明胃经之合穴，土中之土，胃为仓廪之官、水谷之海，主纳谷，故贴敷足三里能升阳益胃、强壮脾肾、调和气血、益先后天之气。处暑时节很多时候天气寒热变化较大，极易感冒，故选用本组穴位进行药物敷贴以健脾养胃，增强抵抗力以预防感冒的发生。

6.香疗附方——风热头痛敷贴

【组成及用法】山豆根、白芷、栀子各10克，薄荷6克。上药共研细末，用浓茶调匀，敷于前额。

【适应证】风热头痛。

栀子，气味芳香，苦寒涤热，既泄心肺邪热，又解三焦郁火，功擅清热泻火除烦，以清热为主；始载于《神农本草经》。栀子入药有生用、炒焦或炒炭用，生栀子走气分而泻火，焦栀子入血分而凉血止血，《本草求真》云："治上宜生，治下宜炒黑。"

三、白露

白露是秋季第三个节气，是孟秋时节的结束和仲秋时节的开始，是反映自然界寒气增长的重要节气。白露之后，气温逐渐下降，昼夜温差逐渐增大，气候也会逐渐变得寒冷干燥。此时，人体会随着气候的变化而改变，甚至出现一些因燥、寒诱发的不适症状，如关节冷痛、咳嗽哮喘、腹泻等。故白露养生的主要原则是养肺润燥与温阳通络。

（一）养生歌诀

白露露身凉伤身，收敛宁静精气神；

早睡早起夜间冷，滋阴益气防燥病；

秋果菊藕桂花香，上中下燥甘润养。

【歌诀释义】白露时天气转凉，清晨的露水随之增多，菊花、桂花相继开放。养生方面宜早睡早起，早晚添加衣服；多食百合、芝麻、蜂蜜、莲藕、杏仁、大枣等滋阴益气、生津润燥食物，防止燥邪伤身；收敛神气，保持心境平和，避免不良情绪影响。

（二）节气特点

白露是二十四节气中的第十五个节气，适逢每年公历的 9 月 7 日至 9 日，此时太阳黄经达 165°。《月令七十二候集解》解释白露说："水土湿气凝而为露，秋属金，金色白，白者露之色，而气始寒也。"夏至时阳气达到顶点，至白露时阴气逐渐加重，清晨的露水随之日益加厚，凝结成一层白白的水滴，因此称之为白露。"白露"是反映自然界气温变化的节令，标志着炎热的夏天已过，而凉爽的秋天已经到来。我国古代将白露分为三候："一候鸿雁来；二候玄鸟归；三候群鸟养羞。"意思是说，白露时鸿雁与燕子等候鸟南飞避寒，百鸟开始贮存干果粮食以备过冬。进入白露节气后，冷空气分批南下，往往带来一定范围的降温，常常是白天的温度仍达三十几度，而夜晚时就下降到二十几度，昼夜温差可达十多度。此时，中国北方地区降水明显减少，秋高气爽，比较干燥；长江中下游地区常有暴雨或低温连阴雨；南沿海，特别是华南沿海还可能会有台风造成的大暴雨天气。

（三）养生原则

1.起居养生

俗话说："白露身不露，着凉易泻肚。"白露时天气已转凉，在着衣方面应注意避免受凉，宜换上长衣长袖类服装。尤其是腹部，更要注意保暖，否则脾胃易受寒而引起腹泻。白露时昼夜温差较大，早晚应添加衣服，尤其是年老体弱之人，更应注意适时加衣。但添衣不能太多太快，应遵循"春捂秋冻"的原则，适当接受耐寒训练，可提高机体抵抗力，对安度冬季有益。夜间睡觉时尽量不要开窗，并注意盖好被子。在作息方面，应谨遵"秋三月……早卧早起，与鸡俱兴"的养生原则。

2. 饮食养生

（1）多食滋阴益气食物

白露时天气干燥，而燥邪易灼伤津液，使人出现口干、唇干、鼻干、咽干、大便干结、皮肤干裂等症状。预防燥邪伤人除了要多喝水、多吃新鲜蔬菜水果，还宜多食百合、芝麻、蜂蜜、莲藕、杏仁、大枣等滋阴益气、生津润燥的食物。

（2）宜减苦增辛

孙思邈《摄养论》曰八月"心脏气微，肺金用事。减苦增辛，助筋补血，以养心肝脾胃。"因此，白露时应适当吃些辛味食物，如韭菜、香菜、米酒等；少吃苦味食物，如苦瓜、莴笋等。适当增加辛味食物可以助肝气，使肝木免受肺金克制。

【茶饮食膳推荐】

①桂花冬瓜子陈皮茶

原料：桂花20克，冬瓜子、陈皮各10克，或按此比例搭配，冰糖适量。

做法：水开后，将以上材料投入壶中，煮沸后小火多煮20分钟即可。

功效：补益肝脾，理气化斑。

适应证：咳嗽痰多、喉间痰阻、颜面色斑等症。

注释：桂花味辛，性温，归肺、脾、肾经，具有祛痰止咳、行气止痛、活血化瘀的功效；冬瓜子味甘、淡，性凉，归肺、大肠经，具有清肺化痰、利湿排脓的功效；搭配陈皮理气化痰，此茶具有补益肝脾、理气化斑的功效。常饮此茶可达到美白祛斑的效果。

②麦冬生津茶

原料：麦冬9克，石斛6克，竹茹4克，青果5个，红茶2克，梨1个，荸荠2个，或按此比例搭配。

做法：将梨、荸荠洗净，去皮，切块；将青果、石斛、竹茹、麦冬、梨块、荸荠块、红茶放入锅中煎煮，去渣取汁。药茶温热时，加入适量蜂蜜，即可饮用。

功效：生津润燥，清热解毒。

适应证：秋季喉咙发痒、干咳、咽干等症。

注释：茶中的青果具有清热的功效；石斛能益胃生津；竹茹具有清热化痰、止呕的功效；荸荠能清热止渴，合麦冬、梨共奏生津润燥、清热解毒的功效。

③百合阿胶茶

原料：百合30克，阿胶10克，桔梗9克，麦冬6克，桑叶10克，红茶3克，或按此比例搭配，蜂蜜适量。

做法：将阿胶放入锅中蒸化；将百合、桔梗、麦冬、桑叶、红茶研成粗药末煮20分钟，将药汁倒入阿胶汁中，搅拌均匀后，加入适量蜂蜜，即可饮用。

功效：补肺润燥，养血止咳。

适应证：慢性支气管炎、咳嗽伴口干舌燥等症。

注释：方中的百合润肺止咳，阿胶养血止血，桔梗宣发肺气，搭配具有滋阴润肺的麦冬和疏散风热的桑叶，共奏补肺润燥、养血止咳的功效。

④百合杏仁粥

原料：鲜百合50克，杏仁10克，粳米100克，或按此比例搭配。

做法：鲜百合、杏仁与粳米同煮为粥，加白糖适量温服。

功效：润肺止咳，润肠通便。

适应证：肺阴虚所致的病后虚热、干咳、皮肤干燥、口鼻干燥、大便干燥等症。

注释：杏仁味苦，性微温，归肺、大肠经，具有止渴平喘、润肠通便的功效，搭配百合养阴润肺，具有润肺止咳、润肠通便的功效。

注意事项：杏仁有小毒，不宜多食。

⑤白果鸡丁

原料：白果100克，鸡肉500克，鸡蛋清2个，或按此比例搭配，花生油、香油、黄酒、淀粉、食盐、酱油、生姜、葱各适量。

做法：白果去壳去心，放入温水中浸泡2小时，再用开水焯过备用。鸡肉切成1 cm见方的肉丁，放入碗内，加入鸡蛋清、黄酒、淀粉、食盐，拌匀上浆。生姜、葱洗净，生姜切片，葱切段。锅烧热，放入花生油，待油烧至六成热时，将鸡丁下锅用勺划散，放入白果炒匀，至热后连油倒入漏勺内。原锅再加入少量花生油，放入姜、葱煸炒出香，烹入黄酒、食盐、酱油，倒入鸡丁和白果，翻炒几下，用淀粉着薄芡，推匀后淋入香油，再颠翻几下，起锅装盘即成。

功效：益气补虚，止咳平喘，涩精止遗。

适应证：用于白露前后慢性气管炎、支气管哮喘，以及遗尿、尿浊、男子遗精、女子带下等病的调治。身体虚弱或无病者食之，亦可强健脾肺，有预防秋季感冒或气管炎发生的作用。

注释：白果鸡丁是一道适合这个节气的传统药膳，味道清香，口感软糯，与鸡肉同炒，吃起来会鲜美无比，具有清肺润燥、止咳平喘、补养气血的功效，对防治老年人哮喘也有奇效。方中白果和鸡肉搭配在一起，除了温肺补肾、定喘宁咳，还有补益脾胃、化痰止咳的作用。

注意事项：白果有小毒，不宜生用或过量。

⑥丝瓜口蘑腐皮汤

原料：丝瓜1条，口蘑50克，腐皮50克，或按此比例搭配，虾米、枸杞子、盐适量。

做法：丝瓜去皮切成滚刀块，放入盐水中浸泡一会儿；腐皮放入水中泡软，然后切成段；口蘑切片焯水，捞出备用；虾米洗净浸泡一下。热锅下油，放入丝瓜翻炒一下，再倒入口蘑、虾米炒香，加入适量开水，滚煮一下，然后放入腐皮，出锅前放点盐调味，再撒上枸杞子即成。

功效：清热止咳，养胃化痰。

适应证：口干、咳嗽、消化不良、疲倦无力等症。

注释：丝瓜味甘，性凉，归肺、肝、胃、大肠经，具有清热化痰、凉血解毒的功效；腐皮味甘，性平，有清热润肺、止咳消痰、养胃的功效。二者搭配能清热止咳、养胃化痰。

3. 运动养生

白露时早晚天气变得凉爽，与闷热的夏季相比更适合运动。此时可选择慢跑、爬山、踢毽子、太极拳等方式进行运动。其中慢跑被誉为"有氧代谢运动之王"，是深受大家喜爱的一项运动。慢跑可有效改善心脏功能，增强血液循环，改善脑的血液供应和脑细胞的氧供应，减轻脑动脉硬化。慢跑时步伐要轻松，双臂要自然摆动，应注意放松全身肌肉，呼吸要深长，缓慢而有节奏，每次慢跑时间以 20～30 分钟为宜。白露时的运动应"动静相合"，除了慢跑运动，还可平卧于床上，两手放在上腹部，做腹式深呼吸。吸气时腹部隆起，呼气时腹部下陷；呼气时间比吸气时间长 1～2 倍，吸气用鼻，呼气用口；呼气时口唇紧缩做吹口哨的样子，同时可用两手按压上腹部，加强呼气的力量，排出肺中残留的废气。此呼吸运动每次做 20～30 分钟，每天 1～2 次。

4. 情志养生

白露时自然界已现"花木凋零"景象，所谓"秋风秋雨愁煞人"，这一时节人很容易出现消沉的情绪。为了避免不良情绪影响，我们应收敛神气，保持心境平和。

5. 经络养生

（1）节气灸

白露节气的天气变化大，施以温热的灸法，能有效温通阳气、祛风散寒、扶助正气、增强免疫力，达到预防感冒的作用。

【选穴】大椎、膏肓、肾俞。

【定位】

大椎：在后背正中线上，第7颈椎棘突下凹陷中。

膏肓：位于第4胸椎棘突下，旁开3寸。

肾俞：位于第2腰椎棘突下，旁开1.5寸。

【操作方法】可以采用温和灸和雀啄灸相结合，每次每个穴位治疗时间大概在10分钟，以灸到红润为度，以有热感内传为佳。

【注解】大椎为手足三阳、督脉之会，督脉为诸阳之海，统摄全身阳气，而太阳主开、少阳主枢、阳明主里，故本穴可清阳明之里、启太阳之开、和解少阳以驱邪外出而主治全身热病及外感之邪；唐代药王孙思邈曾在《备急千金要方》中说："膏肓能主治虚羸瘦损、上气咳逆、健忘等，百病无所不疗"，取膏肓施灸，可起到扶阳固卫、调和全身气血的作用，从而使身体恢复强壮。肾俞是肾气输注之背俞穴，具有滋补肾阴、温补肾阳、阴阳双补之特性，是补肾之要穴，凡肾气亏虚之疾皆可用之，临床常以补法为用，尤善适宜灸法。白露艾灸可温肾阳之火、温煦肾阴之水，然后肾水蒸腾为气，推动阳气循环。

（2）穴位按摩

【定位】

少商：位于大拇指指尖的桡侧，指甲角旁约0.1寸处。

鱼际：位于手掌桡侧，第1掌骨桡侧中点赤白肉际（手心与手背交界的位置）处。

中府：位于胸前壁外上方，前正中线旁开6寸，平第1肋间隙处。

【操作方法】先用一手拇指甲尖对准另一手少商深掐 10 秒左右，放松用指腹按揉 3 分钟，再换作另一手少商，力度要使穴位处有轻微疼痛感；两手四指（示指、中指、无名指、小指）交叉使双鱼际相对，有节奏按摩并相互敲打 3 分钟，以有热感为佳；正坐或仰卧位，用右手中指的指腹按揉左侧的中府，使穴位局部有明显的酸胀感，力度要适中，顺时针和逆时针交替按揉，两手交替反复进行操作，每次按揉 3 分钟即可。

【注解】少商属于手太阴肺经的井穴，系经气的源头，有解表清热、通利咽喉、苏厥开窍的作用，掐揉时可具有清肺泄热、利咽止痛的作用；鱼际属手太阴肺经荥穴，按摩敲打后具有清肺泄热、清宣肺气的作用；中府直接在胸前壁，为肺经募穴，按揉具有止咳平喘、清肺化痰的作用。

6.香疗附方——腹痛熨剂

【组成及用法】中药小茴香 50～100 克，木香 20～30 克，白豆蔻 20～30 克，加葱须或葱白适量，放锅中炒香，用布包外熨脐部，药凉后可炒热再用，1 剂药可反复用 3 次，每日 1 剂。可连续用药 2～5 日，视病情而定。

【适应证】各种原因引起的功能性腹痛，如胃脘痛、气滞腹痛、行经腹痛、寒疝气痛等内、外及其他各种腹痛症状。

白豆蔻，气芳香，味辛略似樟脑，能借其芳香之气，行温中止呕、醒脾化湿之效，是一味芳香健胃的良药。《本草纲目》曰："今建宁所产豆蔻，大如龙眼而形微长，其皮黄白薄而棱峭，其仁大如缩砂仁而辛香气和。"白豆蔻富含挥发油，气味芳香清扬，其主要成分为右旋龙脑合右旋樟脑。挥发油的特殊香味，可通过呼吸、皮肤等途径作用于体内，能刺激胃液分泌，增加胃蠕动，有很好的芳香健脾功效。

四、秋分

秋分是平分秋季的节气，从秋分起昼夜温差将逐渐加大，气温渐降从而步入深秋，大部分地区的雨季也结束，取而代之是转凉、干燥的天气。对这样的节气变化，养生要本着"平衡阴阳"的原则，重视保养内守之阴气。

（一）养生歌诀

秋分萧瑟忧愁安，登高开胸食玉泉；

早睡早起护心肺，益津养阴润燥胃；

梨藕百合柿山药，酸甘果蔬润津燥。

【歌诀释义】秋分时节凉风萧瑟，人易出现悲忧情绪，故应收神敛气，保持内心安宁，以减少秋季肃杀之气对身心的影响；起居方面宜早睡早起；饮食上宜多食有润肺生津、滋阴润燥功效的食物，如梨、藕、百合、山药等；多进行"食玉泉"、登山等运动以祛病健体。

（二）节气特点

秋分在每年公历的 9 月 22 日或 23 日，此时太阳黄经达 180°。《春秋繁露·阴阳出入上下》记载："秋分者，阴阳相半也，故昼夜均而寒暑平。""分"为"半"之意，"秋分"有两个含义：一是太阳黄经在这时达 180°，一天 24 小时昼夜均分，各 12 小时；二是按我国古代以立春、立夏、立秋、立冬为四季开始的季节划分法，秋分日居秋季 90 天之中，平分了秋季。我国古代将秋分分为三候："一候雷始收声；二候蛰虫坯户；三候水始涸。"古人认为雷是因为阳气盛而发声，秋分后阴气开始旺盛，所以不再打雷了；第二候中的"坯"字是细土的意思，意思是说由于天气变冷，蛰居的小虫开始藏入穴中，并且用细土将洞口封起来以防寒气侵入；"水始涸"是说此时降雨量开始减少，由于天气干燥，水蒸气蒸发快，所以湖泊与河流中的水量变少，一些沼泽及水洼处便出现干涸。从秋分这一天起，气候主要呈现三大特点：一是阳光直射的位置继续由赤道向南半球推移，北半球昼短夜长的现象将越来越明显，白天逐渐变短，黑夜变长（直至冬至日达到黑夜最长，白天最短）；二是昼夜温差逐渐加大，幅度将高于 10 ℃以上；三是气温逐日下降，一天比一天冷，逐渐步入深秋季节。南半球的情况则正好相反。

（三）养生原则

1. 起居养生

（1）早晚须添衣

俗话说："白露秋分夜，一夜冷一夜"，秋分时昼夜温差加大，早晚应注意添衣保暖。尤其是老年人，因代谢功能下降，血液循环减慢，既怕冷，又怕热，对天气变化非常敏感，更应适时添加衣服。对患有慢性胃炎的人来说，秋分时要特别注意胃部的保暖，除了应适时增添衣服，夜晚睡觉时要注意盖好被子。

（2）卧时宜头朝西

秋分时仍应遵守"早卧早起，与鸡俱兴"的养生原则。睡觉时头宜朝西，早在唐代的《备急千金要方》中就记载："凡人卧，春夏向东，秋冬向西。"春夏属阳，卧时宜头朝东；秋冬属阴，卧时宜头朝西，以合"春夏养阳，秋冬养阴"的养生原则。睡觉时宜侧身屈膝而卧，可使精气不散，正符合古人所言的"卧如弓"。对正常人来说，正确的睡眠姿势为一手曲肘放在枕前，一手自然放在大腿上，右侧卧，微曲双腿，全身放松。这样脊柱自然形成弓形，四肢容易自由变动，且全身肌肉可得到充分放松，胸部受压最小，而且不容易打鼾。

2. 饮食养生

秋分时气候干燥，燥邪易伤肺，故人在此时易出现皮肤和口唇干裂、口干咽燥、大便干结、咳嗽少痰等症状。在饮食上除了要多饮水、多吃新鲜蔬菜水果，还应多食有润肺生津、滋阴润燥功效的食物，如芝麻、梨、藕、百合、荸荠、甘蔗、柿子、银耳、蜂蜜等。其中百合因味微苦，性平，具有润肺止咳、清心安神的作用，故特别适合在此节气食用，但因其性偏凉，故胃肠功能差的人应少吃。此外，该时节特别适合食用山药，山药性平，味甘，有固肾益精、健脾益胃、润肺止咳、止泻化痰的功效，可用于肾虚遗精、脾虚泄泻、肺虚咳嗽等症的调治。

【茶饮食膳推荐】

①甘松陈皮茶

原料：甘松 10 克，陈皮 5 克，或按此比例搭配。

做法：上述茶材切碎，加水 500 mL，熬开后用小火继续熬 15 分钟即可。

功效：行气解郁，和胃止痛。

适应证：胃胀、胃痛、打嗝、嗳气、食欲不振等症。

注释：甘松味辛、甘，性温，归脾、胃经，具有行气止痛、开郁醒脾的功效。现代药理研究表明，甘松可解除平滑肌痉挛，对中枢神经有镇静作用，并有抗心律不齐作用。陈皮理气止痛、醒脾健胃，两药合用，共奏行气解郁、和胃止痛之效。

②豆米茶

原料：粳米 15 克，玉米 15 克，黄大豆 15 克，绿豆 15 克，芝麻 5 克，黑茶 2 克，盐 1 克，或按此比例搭配。

做法：将粳米、玉米、黄大豆、绿豆炒熟并研成粗末，将盐炒熟，与谷物粗末、黑茶一同放入杯中用开水冲泡 20 分钟，即可饮用。

功效：益精悦颜，健胃和中。

适应证：适合中老年人、小儿、脾胃功能低下者饮用。

注释：粳米味甘，性平，归脾、胃、肺经，具有调中和胃、渗湿止泻、除烦的功效；玉米味甘，性平，入胃、大肠经，具有调中开胃、利尿消肿的功效；黄大豆味甘，性平，入胃、脾、大肠经，具有健脾利水、宽中导滞、解毒消肿的功效。茶中的粳米、玉米调中开胃，大豆健脾利水，绿豆清热解毒，芝麻补血明目。此茶具有益精悦颜、健胃和中的功效。

注意事项：感冒、腹泻者慎用。

③梨膏糖

原料：鸭梨 1000 克，百部 50 克，茯苓、杏仁、制半夏、前胡、川贝母各 30 克，款冬花 20 克，生甘草 10 克，橘红粉 30 克，香橼粉 10 克，冰糖、白砂糖、食用油各适量。

做法：鸭梨切碎，与橘红粉、香橼粉以外的各物，共入铝锅内，加少许水，边熬边加水，共加水 4 次，熬至稠厚时，加入冰糖 500 克，和匀，继续熬至稠黏时，加橘红粉、香橼粉，和匀，再熬至用铲挑起即成丝状，但不黏手，倒在涂有食用油的搪瓷盘中，冷却后切成 100 块，撒上一层白糖即可。

功效：清热解毒，润肺止咳，化痰平喘。

适应证：肺热、肺燥型感冒、气管炎所致干咳无痰、痰黏难咳及咽痒、口渴等症。

注释：梨膏糖是一种传统的中药糖果，具有清热解毒、润肺止咳、化痰平喘的功效。此药膳以鸭梨为主要食材，与润肺化痰之百部、款冬花、茯苓、杏仁、制半夏、前胡、川贝母合用，共成清热润燥、化痰止咳的作用。秋季经常食用也有预防风热感冒、秋燥咳嗽的功效。

④雪梨银耳大枣莲子汤

原料：雪梨 1 个，银耳 30 克，莲子 20 克，大枣 5 枚，冰糖 30 克，或按此比例搭配。

做法：雪梨去皮切成块与银耳、莲子和大枣泡发洗净后和冰糖放入锅中，加足量清水，水量大约是所有食材的 3 倍，大火炖开后转小火 1 小时即可。

功效：润肺镇咳，帮助消化，健脾滋阴。

适应证：干咳无痰、皮肤干燥、口鼻干燥等症。

注释：雪梨是秋季一种常见的水果。雪梨味甘、微酸，性凉，入肺、胃经，具有止咳化痰、清热降火、清心除烦、润肺生津、解酒的功效；莲子健脾益肾，大枣健脾养血，搭配起来具有润肺镇咳、帮助消化、健脾滋阴的良好功效。

⑤百合甲鱼汤

原料：甲鱼 1 只，百合干 20 克，北沙参、玉竹、枸杞子各 10 克，大枣

20 克，或按此比例搭配，生姜、葱、黄酒、清汤、精盐、胡椒各适量。

做法：生姜切片，葱切段。各味配料洗净，装入纱布袋，扎紧袋口。甲鱼宰杀除去内脏，洗净，切块，沸水焯去血污，炒锅内煸炒，然后将甲鱼块与纱布袋及适量的姜、葱、黄酒、清汤放入炖锅内，如常法用小火炖 1.5 小时。捞出纱布袋，加精盐、胡椒调味即可食肉喝汤。

功效：滋肺肾阴，清退虚热。

适应证：用于阴虚体质之人，和秋分前后出现咽干口干、干咳无痰、心烦燥热、夜卧不安、神疲乏力、大便干结等不适的调补。也适用于气管炎、肺结核引起干咳痰少或咳痰带血、手足心热、潮热盗汗等病证的调治。

注释：甲鱼，味甘，性微寒。清代医家王士雄《随息居饮食谱》记载甲鱼"滋肝肾之阴，清虚劳之热"，可见甲鱼有滋阴清热、益气补虚的作用。其肉质鲜美、营养丰富，不仅是餐桌上的美味佳肴，而且是一种用途很广的滋补品；百合是蔬菜，亦是良药，百合味甘、稍苦，性偏凉，归心、肺两经，具有养阴生津、润肺清燥、清心安神的功效。本方以百合和甲鱼为主要食材，合入养阴补血之北沙参、玉竹、枸杞子和补气健脾之大枣。全方合用，共成滋肺肾阴、清退虚热的药膳汤品。

注意事项：风寒咳嗽、湿热或痰湿壅盛者不宜食用本膳方。消化功能较差的人应慎用。

⑥墨鱼炖肉

原料：小墨鱼 3 个，鲜瘦猪肉 250 克，食盐 3 克，或按此比例搭配。

做法：将小墨鱼、鲜瘦猪肉洗净后放入锅中，加入 3000 mL 水同炖 2 小时，烂熟后加食盐即可。

功效：调经益肾，催乳止带。

适应证：女性日常保健。

注释：墨鱼味咸，性平，入肝、肾经，具有养血通经、补脾益肾、滋阴调经、催乳止带的功效。中医古籍《随息居饮食谱》说它"愈崩淋、利胎产、调经带、疗疝瘕，最益妇人"，因此墨鱼是女性一种颇为理想的保健食品，女子一生不论经、孕、产、乳各期，食用墨鱼皆为有益。女性食用此膳有养血、通经、安胎、利产、止血、催乳的功效。

3. 运动养生

（1）登高望远益身心

秋分时秋高气爽，很适合登山运动。登山有益于身心健康，可增强体质，提高肌肉的耐受力和神经系统的灵敏性。经常登山可以增强下肢力量，提高关节灵活性，促进下肢静脉血液回流，预防静脉曲张、骨质疏松及肌肉萎缩等疾病，而且能有效刺激下肢的经脉及脚底穴位，使经络通畅。在登山过程中，人的心跳和血液循环加快，肺通气量、肺活量明显增加，内脏器官和身体其他部位的功能可得到很好的锻炼。此外，山林地带空气清新，大气中的浮尘与污染物比平地少，而且负氧离子含量高，在这样的环境中锻炼对身心健康大有益处。

（2）祛病延年"食玉泉"

我国古人将唾液称之为"甘露""玉泉""金津玉液""天河水"等，认为其具有重要的养生价值。中医学认为，唾液有润五官、悦肌肤、固牙齿、强筋骨、通气血、延寿命的功效。古代养生学家陶弘景也认为："食玉泉者，令人延年，除百病。""食玉泉"法传说为西汉道人蒯京所创，具体做法：清晨起床后，起身端坐，或仰卧，或站立，先凝神屏息片刻，轻轻吐气 3 口，再闭气咬牙，口内如含食物，用两腮和舌做漱口动作 36 次，漱口时口内将生唾液，左右绕舌 3 圈，待唾液满口时，用意念分 3 次将唾液送入丹田。如此 3 次，称为三度九咽，名为"食玉泉"。初练时可能唾液不多，久练后便会自增。每天早晚各练 1 次。长期练习可使面部润泽、精力充沛、体格健壮。

4. 情志养生

秋分时自然界一派萧条景象，人易触景生情而出现悲忧的情绪，应力争使自己达到"不以物喜，不以己悲"的境界，保持乐观情绪，收神敛气，使内心安宁，可减少秋季肃杀之气对身心的影响。

5.经络养生

通过选择手太阴肺经上穴位及大椎、命门进行秋分穴位敷贴治疗具有预防旧病复发、缓解临床症状、控制病情活动的作用。

【选穴】大椎、肺俞、命门、列缺。

【定位】

大椎：在后背正中线上，第7颈椎棘突下凹陷中。

肺俞：在背部，第3胸椎棘突下，旁开1.5寸。

命门：位于第2、第3腰椎棘突间。

列缺：前臂桡侧缘，桡骨茎突上方，腕横纹上1.5寸，当肱桡肌与拇长展肌腱之间（简易取穴：两手虎口自然垂直交叉，一手示指按在另一手桡骨茎突上，指尖下凹陷中即列缺）。

【操作方法】选用中药白芥子、红花、甘遂、延胡索、当归等，将其研细成末，然后用姜汁调和后放入胶布中制成药贴，将药贴贴至相应的穴位上。在贴药前对每一穴位进行按压激发经气，可起到事半功倍的效果。敷贴时间一般正常成年人2～8小时，儿童1～2小时，如果局部出现过敏现象及时拿掉。

【注解】大椎为手足三阳、督脉之会，督脉为诸阳之海，统摄全身阳气，而太阳主开、少阳主枢、阳明主里，故本穴可清阳明之里、启太阳之开、和解少阳以驱邪外出而主治全身热病及外感之邪；肺俞为肺之背俞穴，肺气输注之处，是防治肺疾病的要穴；命门在第2腰椎棘突下，两肾俞之间，当肾间动气处，为元气之根本，生命之门户，有培元固本、强健腰膝之功效；列缺是手太阴肺经络穴，通行表里阴阳之气，邪气在表时可借宣散肺气之功祛风解表，邪气入里时又可借表经之道引邪外出，故具有疏风解表、宣肺理气、止咳平喘之效，是防治伤风外感病的要穴，同时此穴是八脉交会穴之一，通任脉，所以具有调理任脉经气，治疗任脉病变的作用。

6.香疗附方——失眠药枕

【组成及用法】白芷、川芎、当归各200克，薄荷50克，羌活、独活、黄芪、党参、熟地黄各300克，三七、补骨脂、川楝子各100克。将上述药烘干后制成粗末，装入枕头袋内，每晚卧时枕用。

【适应证】神经衰弱、失眠。

川楝子，气特异，味酸、苦，能借其特异的香气，行疏肝泄热、行气止痛之效。宋代药物学家苏颂编纂的《本草图经》中记载道："木高丈余，叶密如槐而长；三四月开花，红紫色，芬香满庭间；实如弹丸，生青熟黄。"唐人道："楝花开后风光老，梅子黄时雨气浓。"川楝子花，一簇一簇的，色紫带红，香气芬芳。

五、寒露

寒露是二十四节气中的第十七个节气，入秋后的第五个节气，自然界昼热夜凉，阴阳之气逐渐转变，阳气渐退，阴气渐盛。根据"天人相应"理论，正是人体阳气收敛入内，阴精浮越在外之时。此时节养生须遵循"保养体内之阴精"原则。

（一）养生歌诀

寒露天凉露水来，落叶惆怅感伤怀；

甘淡滋润益胃脾，防燥润肠养娇肺；

多吃枣莲鸭肉鱼，登高养阳心神怡。

【歌诀释义】寒露时气温下降明显，地面的露水快要凝结成霜，树叶纷纷飘落，人易触景生情而感到悲伤；在饮食上宜多食养阴润肺、健脾益胃的食物，如蜂蜜、芝麻、银耳、大枣、鸭肉、莲子等；通过登山、慢跑、散步、打球等运动锻炼身体，愉悦身心。

（二）节气特点

寒露时值每年公历的 10 月 8 日或 9 日，从太阳黄经达 195° 时开始。《月令七十二候集解》曰："九月节，露气寒冷，将凝结也。"寒露的意思是气温比白露时更低，地面的露水更冷，快要凝结成霜了。我国古代将寒露分为三候："一候鸿雁来宾；二候雀入大水为蛤；三候菊有黄华。"意思是说，此节气中鸿雁排成一字或人字形的队列大举南迁；深秋天寒，雀鸟都不见了，古人看到海边突然出现很多蛤蜊，并且贝壳的条纹及颜色与雀鸟很相似，所以便以为是雀鸟变成的；此时菊花已普遍开放。寒露以后，北方冷空气已有一定势力，我国大部分地区在冷高压控制之下，雨季结束。天气常是昼暖夜凉，晴空万里，一派深秋景象。在正常年份，此时 10 ℃的等温线，已南移到秦岭淮河一线，长城以北则普遍降到 0 ℃以下。寒露时气候总的特点一是气温下降快，一场秋风、秋雨过后，温度下降 8 ～ 10 ℃的情况已较常见。二是平均气温分布差异，在华南，大多数地区的平均温度在 22 ℃以上；江淮、江南各地一般在 15 ～ 20 ℃，东北南部、华北、黄淮在 8 ～ 16 ℃；而此时西北的部分地区、东北中北部的平均温度已经到了 8 ℃以下。

（三）养生原则

1. 起居养生

（1）室内通风防感冒

寒露节气时气温下降明显，随着气温下降和空气变得干燥，感冒病毒的致病力也开始增强，人很容易感冒。预防感冒的有效措施之一就是经常保持室内通风，每天通风时间应不少于 30 分钟。另外，条件允许还应坚持每天用冷水洗脸，这样可增加机体耐寒能力，提高人体免疫力，预防感冒。

（2）注意脚部保暖

寒露是二十四节气中最早出现"寒"字的节气，标志着气候将向寒冷过渡。俗话说："吃了寒露饭，单衣汉少见。"寒露过后，昼夜温差加大，人们早晚应添加衣物，特别要注意脚部保暖。民间有"寒露脚不露"的说法，意思是说寒露以后就不要再赤足穿凉鞋了，应注意脚部保暖。中医理论认为："百病从寒起，寒从脚下生。"因为足部是足三阴与足三阳经所过之处，如果脚部受寒，寒邪就会侵入人体，影响脾、肝、肾、胃、胆、膀胱等脏腑功能。足部保暖除了要注意穿保暖性能好的鞋袜，还应养成睡前用热水洗脚的习惯。用热水泡脚既可预防呼吸道感染性疾病，还能使血管扩张、血流加快，改善脚部皮肤和组织营养，减少下肢酸痛的发生，缓解或消除一天的疲劳。

2. 饮食养生

（1）多食养阴润肺食物

寒露时气候干燥，人易出现皮肤干燥、口唇干裂、舌燥咽干、干咳少痰、大便秘结等症状，故此时宜多食用滋阴润燥、养肺润肠食物，如蜂蜜、芝麻、银耳、莲藕、荸荠、百合、番茄、梨、香蕉、核桃等。此外，寒露时还应少吃辛辣食物，如辣椒、花椒、桂皮、生姜、葱及酒等，在用葱、姜、辣椒等作为调味品时也要减少其用量。

（2）多食甘淡补脾食物

《素问·至真要大论》曰："甘先入脾。"在五行中脾胃属土，土生金，肺肠属金。甘味养脾，脾旺则金（肺）气足。古人云："厚味伤人无所知，能甘淡薄是吾师，三千功行从此始，淡食多补信有之。"寒露时宜常食甘淡补脾食物，如山药、大枣、粳米、糯米、鲈鱼、鸭肉、莲子等。因寒露时节人的脾胃尚未完全适应气候的变化，因此不能急于进食肥甘厚味，否则易使脾胃运化失常而生火、生痰、生燥，更伤阴。

【茶饮食膳推荐】

①枸杞菊花茶

原料：菊花5克，枸杞子5克，桑椹5颗，大枣2枚，或按此比例搭配，冰糖适量。

做法：加水500 mL，水开后放入上述材料，熬开后用小火继续熬20分钟即可。

功效：清肝，补肾。

适应证：目干涩、头昏、头胀、皮肤干燥等症。

注释：燥为秋之主气，肝肾阴虚倾向更加明显，此方枸杞子、桑椹补益肝肾，菊花平抑肝阳、清肝明目、以缓秋刑。此茶具有清肝明目、滋补肝肾的功效。

②芝麻奶蜜饮

原料：黑芝麻25克，桑椹10克，牛奶、蜂蜜各50 mL，或按此比例搭配。

做法：黑芝麻捣烂，用蜂蜜、煮好的牛奶调匀即可。清晨空腹饮用。

功效：养血滋阴，润肠通便。

适应证：用于秋燥便秘的预防，也适用于阴血亏损型便秘，如产后血亏、年老体虚所致大便干结、排解不畅、面色萎黄、心悸健忘、头晕目眩等的调治。

注释：黑芝麻味甘，性平，归肝、肾、大肠经，具有补益肝肾、养血益精、润肠通便的功效。本方以养血润肠的黑芝麻为主，配合滋阴补血的桑椹、牛奶与润肠通便的蜂蜜组成，共奏养血滋阴、润肠通便之功。

③大枣花生山药粥

原料：大枣10枚，花生45克，山药1段，粳米100克，或按此比例搭配。

做法：将山药、花生洗净后，与去核的大枣放在一起煮开，然后把粳米放进去继续熬煮，直至米变得软糯即可盛出，随即便可食用。

功效：开胃健脾，润肺止咳，养血通乳。

适应证：气血不足导致的食欲不振、脾胃虚弱、面色萎黄等症。

注释：大枣具有补充气血、健脾胃的作用；花生连红衣一起食用不仅有悦脾和胃、滋养调气的作用，还可以补血；山药有很好的补脾养胃、补中益气的作用。所以这三种食物一起食用，对于补虚养脾胃有很好的作用，具有开胃健脾、润肺止咳、养血通乳的功效。

④大枣莲子银杏粥

原料：百合30克，大枣20克，莲子20克，去心银杏15粒，粳米100克，冰糖适量。

做法：莲子先煮片刻，再放入百合、大枣、银杏、粳米，煮沸后，改用小火煮至粥稠时加入冰糖，稍炖煮即可关火。

功效：养阴润肺，健脾和胃。

适应证：肺燥咳喘、失眠、脾胃虚弱、尿频等症。

注释：百合润肺止咳、清心安神，大枣补气养血，莲子养心神、补脾肾，银杏敛肺定喘、滋阴养颜，再加入粳米煮成一碗粥，营养丰富，老少皆宜。

⑤山莲葡萄粥

原料：葡萄干50克，生山药50克，莲子50克，粳米50克，或按此比例搭配，白糖适量。

做法：山药去皮洗净后切成薄片，莲子用温水浸泡3小时后去皮和心，加入粳米三者同锅加水煮，先用大火煮沸后，转用小火煮至熟烂，出锅前20分钟放入洗净的葡萄干继续煮，最后放入白糖即可。

功效：健脾益气，养心益智。

适应证：心脾两虚所致的心悸、怔忡、纳差、肢软、乏力、失眠多梦等。

注释：此膳出自《中华药粥谱》。葡萄干味甘、酸，性平，入肺、脾、肾经，具有益气强志、养心除烦的功效；搭配山药滋补肺、脾、肾三脏，莲子补益脾肾、养心安神，共奏健脾益气、养心益智之效。此粥性味平和，四季可用。

注意事项：莲子中含有莲子心，食用时应去除，以免口感不佳。但莲子心有清心除烦、明目潜阳之功，可降低血压，故高脂血症伴有高血压者可不去莲子心。

⑥黄精粥

原料：黄精 30 克，粳米 250 克，或按此比例搭配，白糖适量。

做法：黄精切片，煎取浓汁后去渣，同粳米煮粥，粥成后加白糖适量即可。

功效：健脾补肾，润肺止咳。

适应证：失眠、多梦、咳嗽少痰、面色萎黄、病后体虚食少等症。

注释：黄精味甘，性平，归脾、肺、肾经，具有润肺滋阴、补脾益气的功效。《四川中药志》记载黄精能"补肾润肺，益气滋阴。治脾虚面黄，肺虚咳嗽，筋骨酸痹无力，及产后气血衰弱"。黄精因其性平和，补三脏，口感松绵，味道甘甜，是一味不可多得的补益好药。

注意事项：脾虚有湿，咳嗽痰多而稀白者不可食用。

3. 运动养生

寒露时可选择登山、慢跑、散步、打球等运动，但每天运动时间不宜太早。一是因为天刚亮时城市空气不佳；二是因为晨起气温偏低，身体偏弱者容易感受寒邪。故人们宜在太阳升起后外出运动，运动时避免出汗太多，否则会伤阴损阳。如果遇到起风变天、阴雨天气，可在室内运动，不可盲目冒寒涉水运动，以免感受寒湿而感冒。除以上运动外，也可做"寒露坐功"以养生，具体做法：每天清晨，双腿盘坐，两手心向上，十指尖相对，缓缓上提至乳胸前，两手前臂内旋，双手慢慢向上托起，手心朝上，指尖分别朝左右侧方向，两臂伸直，且呈开放型；身体上耸，头转向左，手心翻向下，两臂由体侧缓缓放下。如此反复做 18 次，然后上下齿相叩 36 次，饶舌左右圈，待津液满口分 3 次咽下，意想把津液送至丹田。如此漱津 3 次，一呼一吸为一息，如此 36 息而止。常练此功法可改善头痛、腰背痛、鼻出血、目黄泪出等症。

4. 经络养生

（1）节气灸

寒露属于深秋的节令，养生要以滋阴、润肺、防寒为主，可以选用肺俞、关元、太溪等穴位使用灸法以预防疾病的发生。

【选穴】肺俞、关元、太溪。

【定位】

肺俞：在背部，第3胸椎棘突下，旁开1.5寸。

关元：在下腹部，前正中线上，脐中下3寸。

太溪：在足内侧，内踝后方，内踝尖与跟腱之间的凹陷处。

【操作方法】可以采用温和灸和雀啄灸相结合。每次每个穴位治疗前用手指按压以激发经气，治疗时间大概在10分钟，以灸到红润为度，以有热感内传为佳。

【注解】肺俞为肺之背俞穴，是防治肺系疾病的要穴，适用于治疗相应的脏腑病证及有关的组织器官病证，如感冒、咳嗽、气喘等；关元是小肠之募穴，足三阴经与任脉之会穴，又为三焦之气所生之处，藏精之所，为培元固本、补气益精、回阳固脱之要穴；太溪是肾经的原穴也是肾经输穴，其输出的地部经水真正表现出肾经气血的本源特性，具有很强的回阳救逆之功，既能滋阴降火，又能培元补肾。

（2）穴位按摩

1）搓揉五心

【选穴】劳宫、涌泉、膻中。

【定位】

劳宫：手厥阴心包经荥穴。在手掌心，第2、第3掌骨之间偏于第3掌骨，握拳屈指时中指尖处。

涌泉：是足少阴肾经井穴，位于足底部，蜷足时足前部凹陷处，约足底第2、第3趾趾缝纹头端与足跟连线的前1/3与后2/3交点上。

膻中：属任脉，位于前正中线，平第 4 肋间，两乳头连线的中点。

【操作方法】睡前泡脚后平躺在床，用双手掌相对用力揉搓 5 分钟（着力点在劳宫）至掌心发热；然后用双手掌根搓脚心（着力点在涌泉），右手掌根搓左脚心、左手掌根搓右脚心，左右脚各搓 30 次至发热；再用双手掌根重叠揉前胸心窝处（着力点在膻中）至发热。

【注解】搓揉五心能够活血通络、调畅气机，增强四肢循环，适合常年尤其是冬季感四肢冰凉、睡眠不佳、胸闷气紧者。

2）摩腹

【操作方法】早晨醒来后平躺在床，双手用力搓热后交叠放于腹部，用力顺时针揉摩腹部 9 次，然后逆时针揉摩 9 次；再次搓热掌心后重叠捂住神阙（肚脐眼）3 分钟，其间配合深呼吸。

【注解】动作宜缓慢、深透而有节律。摩腹可起到温运脾胃、润肠通便之功效，尤其适合于胃寒腹胀、便秘不通者。

5. 香疗附方——荆芥塞鼻方

【组成及用法】软石膏、朴硝各 15 克，龙脑、冰片、檀香皮、荆芥、薄荷各 3 克，香白芷、细辛各 6 克，研成极细粉末，放在瓶中备用，不要漏气。用时用纸捻子蘸药末刺入健侧鼻孔，取嚏。每天 3 次，至愈为止。

【适应证】外感偏头痛。

荆芥，气芳香，味微涩而辛温，辛香而升散，善于轻宣发表，祛风理血，能散血中之风。其气温散，气香入脾，能助脾消食，通利血脉。荆芥富含芳香油，以叶片含量最高，可驱虫灭菌。同时荆芥鲜嫩的茎叶可作蔬菜食用，味鲜美，生食、熟食均可。一般将嫩尖作夏季调味料，是一种无公害、保健型辛香蔬菜。

六、霜降

霜降是秋季到冬季的过渡时节，此时秋尽叶枯，霜落蝶飞，雁影无踪，气肃而凝，露结为霜，意味着初冬即将开始。霜降时节，养生保健尤为重要，民间有谚语"一年补透透，不如补霜降"，足见其影响。防秋燥、防秋郁、防寒，是霜降期间的健康防护重点。

（一）养生歌诀

霜降露凝百草枯，要护腰腿壮筋骨；

早晚温差寒暖变，秋燥寒凉致病端；

动静结合防咳喘，柿栗萝卜葱梨鲜。

【歌诀释义】霜降时天气逐渐变冷，露水凝结成霜。每天早晚温差加大，人们除了要适时添加衣服，还应格外重视腰腿部位的保暖；寒邪和燥邪易致咳喘、痹证等病发作或加重，宜加强防范；在饮食上宜进补，多吃柿子、栗子、萝卜、梨、洋葱等食物。

（二）节气特点

霜降是秋季的最后一个节气，时逢每年公历的 10 月 23 日或 24 日，从太阳黄经达 210° 时开始。《月令七十二候集解》云："九月中，气肃而凝，露结为霜矣。""霜降"表示天气逐渐变冷，露水凝结成霜。秋天的夜晚地面上散热很多，当温度骤然下降到 0 ℃以下时，空气中的水蒸气在地面或植物上直接凝结形成细微的冰针，有的成为六角形的霜花，色白且结构疏松，这种白色结晶体就是"霜"。一般来说，白天太阳越好，温度越高，夜里结的霜就越多，所以霜降前后早晚温差更大。霜只能在晴天形成，人们说"浓霜猛太阳"就是这个道理。我国古代将霜降分为三候："一候豺乃祭兽；二候草木黄落；三候蛰虫咸俯。"意思是说，霜降节气时豺狼将捕获的猎物先陈列后食用，大地上的树叶枯黄掉落，蛰虫也全在洞中不动不食，垂下头来进入冬眠状态。"霜降始霜"反映的是黄河流域的气候特征。就全年霜日而言，青藏高原上的一些地方即使在夏季也有霜雪，年霜日都在 200 天以上，是我国霜日最多的地方。我国各地的初霜是自北向南、自高山向平原逐渐推迟的。除全年有霜的地区外，最早见霜的是大兴安岭北部，一般 8 月底便可见霜；东北大部、内蒙古和北疆，初霜多在 9 月；10 月初寒霜已出现；在沈阳、承德、榆林、昌都至拉萨一线；11 月初山东半岛、郑州、西安到滇西北也可见霜；我国东部北纬 30° 左右、汉水、云南省北纬 2° 左右的地区要到 12 月初才开始见霜；而厦门、广州到百色、思茅一带见霜时已是新年过后的 1 月上旬了。

（三）养生原则

1. 起居养生

霜降时昼夜温差加大，人们须做好保暖工作。除了要适时添加衣服，应格外重视腰腿部位的保暖。因为人体腰部支撑着整个上半身，担负着身体一半的重量，它不仅是运动最复杂、活动最多的部位之一，更是负重或运动时最容易受伤的部位。霜降时气温下降明显，风、寒、湿邪侵袭腰部，造成腰部经脉受阻、气血不畅而发生腰痛。而腿部的膝关节也是易受寒邪侵袭的部位之一，我们平常所说的"老寒腿"就与感受风寒之邪有着密切关系。霜降时因天气日益寒冷，老年人极易患上此病。由于膝关节是人体最大的关节，几乎承受着全身的重量，负担重、活动大，关节软骨容易磨损、破坏。老年人随着下肢动脉硬化斑块不断扩大和继发血栓，血管日益变得狭窄，血流速度减慢，血流量减少。当血管狭窄达到一定程度，甚至使管腔闭塞时，导致供给下肢的血液不能满足人体需要。当遇寒冷天气时，由于寒冷和潮湿等因素作用于机体，容易引起膝关节的神经、血管及软组织功能紊乱，从而加重病情。因此，霜降后人们应根据天气变化及时增添衣服，尤其应注意腿部的保暖。

霜降节气前后是以慢性支气管炎为主的呼吸道疾病发作或加重的时期，因此人们应重视呼吸道疾病的预防，尽量少去人多、空气不流通的地方。中老年人晨练时要戴手套，体弱者最好戴上口罩，在气温突降的早晨要稍晚些出门。

2. 饮食养生

霜降节气时在饮食上宜进补。民间有谚语说"补冬不如补霜降"，强调霜降进补的重要性。中医养生学提出"四季五补"：春要升补、夏要清补、长夏要淡补、秋要平补、冬要温补。《素问·脏气法时论》曰："肺主秋……肺欲收，急食酸以收之，用酸补之，辛泻之。"可见酸味收敛肺气，辛味发散泄肺，秋季宜收不宜散。因此，应少吃一些辛辣的食物，如姜、葱、蒜、辣椒等，特别是辛辣火锅、烧烤食物要少吃，以防"上火"；多吃苹果、石榴、葡萄、杜果、阳桃、柚子、柠檬、山楂等。此外，霜降时还适合吃柿子、栗子、萝卜、梨、洋葱等。有些地方有霜降吃柿子的习俗，认为"霜降吃柿子，冬天不感冒"。柿子一般是在霜降前后完全成熟，这时候的柿子皮薄、肉鲜、味美，营养价值高；栗子也是霜降后的进补佳品，食用栗子可防治肾虚引起的腰膝酸软、腰腿不利、小便增多和脾胃虚寒引起的慢性腹泻，可提高人体免疫力，增强御寒能力；霜降后萝卜的味道变得鲜美，山东有农谚说"处暑高粱白露谷，霜降到了拔萝卜"，萝卜也是霜降时的养生佳品。

【茶饮食膳推荐】

①桑叶枇杷茶

原料：桑叶、枇杷叶各5克，或按此比例搭配。

做法：准备500 mL鲜开水，加入上述材料，焖约30分钟后，再加入适量蜂蜜调味即可饮用。

功效：清肺止咳，降逆止呕。

适应证：秋季燥咳、便秘、恶心、口鼻干燥等症。

注释：桑叶味苦、甘，性寒，归肺、肝经，具有疏风清热、清肝明目、清肺润燥、平抑肝阳的功效；枇杷叶味苦，性微寒，归肺、胃经，具有清肺止咳、降逆止呕的功效。二者搭配可清肺、化痰、止咳，加上蜂蜜润燥，还可改善便秘。1天可喝1杯，无特别禁忌。

②五香奶茶

原料：红茶3克，芝麻15克，杏仁10克，蜂蜜5克，或按此比例搭配，牛奶适量。

做法：将杏仁、芝麻研成细药末。将红茶与牛奶熬制成奶茶。将杏仁末、芝麻末放入奶茶中，加入蜂蜜，即可饮用。

功效：滋阴养血，润燥美白。

适应证：用于营养不良、身体虚弱者补益服用，也可作为中老年人抗衰老的保健饮品。

注释：牛奶味甘，性微寒，归心、肺、胃经，具有补虚损、益肺胃、生津润肠、养血、解毒的良好功效；芝麻具有补血明目、祛风润肠、抗衰老的功效；杏仁具有宣肺止咳、降气平喘、杀虫解毒的功效。搭配红茶温中，共奏滋阴养血、润燥美白的功效。

③花生百合糯米粥

原料：百合15克，陈皮3克，花生仁30克，糯米100克，或按此比例搭配。

做法：百合、陈皮洗净后，与花生仁一同入砂锅并加入适量水，大火烧开后，改用小火煮烂，然后再加入糯米煮成粥即可。

功效：健脾养胃，润肺安神。

适应证：心烦、干咳或痰少、失眠、睡眠质量差等症。

注释：花生仁味甘，性平，归肺、脾经，具有健脾养胃、润肺化痰的功效；百合具有养阴润肺、清心安神的功效。二者合用可健脾益气，润肺安神。

④良姜炖鸡块

原料：公鸡1只（约1000克），高良姜、草果各6克，胡椒、陈皮各3克，或按此比例搭配，葱、黄酒、精盐各适量。

做法：公鸡宰杀洗净切块，剁去头爪，开水锅中焯去血污。四味配料洗净装入纱布袋内，扎口。葱洗净，切葱花。将焯过的鸡块与药袋一起放入砂锅内，加水、黄酒适量，大火煮沸，撇去浮沫，中火炖1小时左右。将药袋拣出，加入食盐、葱花调味后装盆即成，饮汤食肉。

功效：温中补虚，理气散寒。

适应证：用于深秋气候寒冷时期，慢性胃炎、胃溃疡等病证出现脘腹冷气窜痛、呕吐泄泻、反胃、食少等症，以及虚寒痛经、宫寒不孕等病的辅助治疗。

注释：本方源于元朝饮膳大臣忽思慧的《饮膳正要》。方中以味甘性温、温中益气、补精添髓的公鸡为主要食材，与温中理气之高良姜、草果、胡椒、陈皮搭配，共奏温中补虚、理气散寒之功。

⑤萝卜粥

原料：白萝卜300克，糯米100克，白糖50克，或按此比例搭配。

做法：白萝卜洗净切丝，放入热水中稍稍焯一下。糯米下锅煮，待米开花时加入白糖，小火再煮10分钟，拌入白萝卜丝即可出锅，直接食用。

功效：化痰，消食，利尿。

适应证：用于秋季或霜降前后急慢性支气管炎所致咳嗽喘息、痰多稀白等症的调治，以及女性脾肾不足引起白带增多、色淡清稀、胃胀、纳呆等症的辅助治疗。

注释：白萝卜味辛、甘，性凉，归肺、脾、胃、大肠经，具有下气、消食、化痰、止血、利尿、解渴的功效。

注意事项：食用萝卜粥时，不宜服用含人参类的药物或食物，会减弱人参的药性。

3. **运动养生**

霜降时运动量可适当加大，但在运动前应注意做好准备活动，以免损伤关节。在运动前除了要做好常规的准备活动，还应加大各关节的活动幅度，必做的准备活动是踝关节运动、膝关节运动及髋关节的运动。比如在打球之前，除了要进行慢跑活动，跑完后还要重点活动手腕和脚腕，先活动开了再运动。有些老年人在做运动时，经常以半蹲姿势做膝关节左右摇晃动作，这种锻炼方式是不可取的。因为半蹲时髌面压力最大，摇晃则会加重磨损，导致膝关节骨性关节炎的发生。

【推荐运动】伸筋术。

【具体方法】站立或正坐，脊柱拉伸位长，两手紧握拳于前胸膻中部，深吸气时将肩关节后伸带动肘关节、腕关节、指关节打开逐次后伸，舒展胸廓；吐气时开始握拳、屈腕、屈肘，内收肩关节，双拳头回到前胸膻中部，稍息片刻重复之前动作，反复3次为1个循环。正坐腰靠椅背或站立手扶椅背，吸气同时将髋关节屈曲带动膝关节、踝关节、趾关节屈曲；吐气时伸趾关节、踝关节、膝关节与髋关节，反复3次为1个循环。每日早晚可做2个循环，长期坚持，可使关节灵活、气血畅通。

4. 经络养生

（1）穴位敷贴

霜降为秋季的最后一个节气，天气渐冷，早晚温差大，开始有霜，呈现出阴盛阳衰之象，人体的气血阴阳也随之发生变化。此时节如果保养得当，可为顺利度过冬季打下基础。在此节气进行穴位敷贴可通过药物刺激相应穴位，以达到滋阴润肺、补益肾气、健脾和胃的作用。

【选穴】定喘、命门、足三里。

【定位】

定喘：位于项背部，第7颈椎棘突下缘中点（大椎）旁开0.5寸处。

命门：位于第2、第3腰椎棘突间。

足三里：位于小腿外侧，犊鼻下3寸，距胫骨前嵴外一横指处，犊鼻与解溪连线上。

【操作方法】选用中药白芥子、甘遂、细辛、半夏、麻黄等，将其研细成末，然后用姜汁调和后放入胶布中制成药贴，将药贴贴至相应的穴位上。在贴敷药物前用手指对每一穴位进行揉按以激发经气，敷贴时间一般正常成年人2～8小时，儿童1～2小时，如果局部出现过敏现象及时拿掉。

【注解】定喘为止咳平喘的经验穴，有平定哮喘发作之功能，功善降逆平喘，对各种咳嗽均有良效，秋末时节，是呼吸道疾病的高发期，故选用此穴以宣通肺气；命门在第2腰椎棘突下，两肾俞之间，当肾间动气处，为元气之根本、生命之门户，有培元固本、强健腰膝之功效；足三里为足阳明胃经之合穴，土中之土，胃为仓廪之官、水谷之海，主纳谷，故贴敷足三里能升阳益胃、强壮脾肾、调和气血、益先后天之气。

（2）点按穴位

【选穴】

迎香：在鼻翼外缘中点旁，鼻唇沟中。

印堂：在两眉心正中。

神庭：在前发际线正中。

【具体方法】平卧或坐位，双手中指指腹揉按迎香3次后顺势沿鼻翼、鼻根从下往上推至印堂并揉按3次，再往上推至发际线神庭处揉按3次。如此反复进入第2个循环，早晚坚持4个循环。

【注解】对冷空气过敏的人在秋季容易出现鼻塞、流涕，经常用此方法可得到有效缓解。按揉鼻部周围穴可宣肺理气，还可对法令纹、川字纹、额纹进行有效的舒展，起到美容养颜的效果。

5.香疗附方——寒型哮喘擦法

【组成及用法】石菖蒲12克，葱白3根，生姜30克，艾叶1把。上药共捣烂炒熟，用白布包好，从背部肺俞处向下摩擦，每日1次。

【适应证】寒型哮喘。

石菖蒲，气芳香，始载于《神农本草经》，列为上品。石菖蒲辛苦而温，芳香而散，开心窍，化脾湿，化湿祛痰之力尤胜，无论寒热皆可配伍，凡湿邪阻于中焦者用之常有良效。清代凌奂《本草害利》云："口噤虽是脾虚，亦有热闭胸膈所致。用山药、木香皆失，唯参苓白术散加石菖蒲，胸次一开，自然思食。芳香利窍，心开智长，为心脾胃之良药。"石菖蒲善于化湿和胃，如连朴饮（清代王士雄《随息居重订霍乱论》）中，黄连清热燥湿，厚朴行气化湿，芦根、山栀子、豆豉清宣邪热，半夏燥湿化痰，配以芳香之石菖蒲化湿和中。

第四章　冬之闭藏

"冬三月，此谓闭藏。水冰地坼，无扰乎阳，早卧晚起，必待日光，使志若伏若匿，若有私意，若已有得，去寒就温，无泄皮肤，使气亟夺。此冬气之应，养藏之道也；逆之则伤肾，春为痿厥，奉生者少。"出自《黄帝内经·四气调神大论》。

【释义】冬季之时，阳气藏于大地的内部，万物于是也随之潜藏，阴气存在于大地的外部，气候寒冷，草木凋零，蛰虫进入冬眠状态，大地的门户关闭，是万物生机潜伏的季节。此季节也正是人体养脏（"藏"通"脏"）的最好时刻，人们应当注意保护阳气，养精蓄锐，做到早睡晚起，等待日光的出现。

"水冰地坼，无扰乎阳"：水性是动的，经过严寒冷冻之后可以结成冰；地坼就是指大地之体至厚，由于阳气潜伏于大地内部，导致天气严寒的形成，所以大地的表面被冻得开裂。地气在冬季固藏于地下，不会飞腾于天，故称无扰乎阳。天地闭塞，阳气闭藏，而人体的阳气也是闭藏于内，应当将阳气细致地保护好，所以不能让烦恼的事情扰乱自己及过度劳作，以免泄漏阳气。

"早卧晚起，必待日光"：冬季的三个月，是肾脏发挥主导作用的时期，这个时期是阳气虚、阴气盛，所以养阴气就要多睡少起。早睡是顺应阳气的虚弱，晚起是顺应阴气的旺盛。早卧晚起，顺养闭藏之气，以避开冬季的严寒；必待日光，强调要等到太阳出来后才出门，是为了借助太阳的温暖，避开寒邪。

"使志若伏若匿，若有私意，若已有得"：冬三月的心志应该是"若伏若匿"，人们的情志应该收藏一些，思绪要平稳，不要过于开放，亦不要显山露水。"若有私意"，是指凡事不要太操劳，要使阳气深藏于内，就好比个人的隐私，一定要严守，不能泄露出去。"若已有得"，是指渴望已久的东西好像已经得到了，就不用再到外面严寒之地去劳作、去寻求，可以悄然安住。只有保持这样的平和心态，不露声色，低调不张扬，以免触犯寒邪之气，才能有利于养"藏"。

"去寒就温，无泄皮肤，使气亟夺"：冬季尽量待在室内，远离寒冷的地方，但也不要出汗，因为出汗会使阳气发泄。阳气发泄，人的身体就会多次被寒气所逼迫和夺取。到温暖的处所，这样就是养阳。不使阳气泄漏被夺，如此就是养气。冬季的阳气如果闭藏不密，使整个冬季温暖而没有霜雪，那么来年的阳气就会无力，出现五谷不升的现象，就是五谷不成熟。人的身体也是如此，精神该安静时如果被各种杂念纷纷侵扰，没能体悟天道，那么在遇事时又怎能符合中庸之道呢？《月令·仲冬》讲：君子斋戒，将自己安驻于安静之所。身体要安宁，远离声色，杜绝各种嗜欲，使自己的形体和性情都安定下来，以等待阴阳之气的变化。《伤寒例》讲：冬季严寒，万物深藏，君子应当周密地保护好自己，不被严寒所伤。《备急千金要方》讲：冬季天地闭，血气藏。人不可以劳作出汗，使阳气发泄，如果劳作出汗就会使人受到损害。

"此冬气之应，养藏之道也"：凡是如此顺应冬季之气的这些行为和方法，都是养育冬"藏"之气。

"逆之则伤肾，春为痿厥，奉生者少"：若出现"起早晚睡、不待日光、志气外泄"的这些逆行，就会伤肾痿厥，痿厥就是不能行走，或者叫作偏枯。肾属于水，旺盛于冬季。冬季如果失掉了养冬气的行为，就会伤肾，肾被伤则肝木就失去了它升发的来源，肝又主筋，故到春季则筋发病而成为痿证。阳气想要闭藏，如果冬季不能闭藏，则到春季，阳气虚弱就成为厥证。冬季阳气的闭藏被逆行，则春季"升发"的力量就小了。

总之，冬季三个月，是生机潜伏、万物蛰藏的季节。此时，水寒成冰，大地冻裂，人们勿要扰乱体内的阳气，应该早睡晚起，有条件时要等到太阳出来时再起床；要使思乡情绪平静伏藏，好像心里很充实又不露声色；心中好像感到非常满足，还要躲避寒冷，保持温暖，不要使皮肤开泄出汗而令阳气损耗。这就是适应冬季的气候来保养人体闭藏之气的方法。

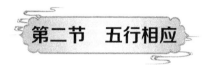

第二节　五行相应

一、肾膀胱与四时冬相应

解剖学之肾，位于腰部脊柱两侧，左右各一，右微下，左微上，外形椭圆弯曲，状如豇豆，与膀胱、骨髓、脑、发、耳等构成肾系统。中医学之肾，主藏精、主水液、主纳气，为人体脏腑阴阳之本、生命之源，故称为先天之本；在五行属水，为阴中之阳；足少阴肾经与足太阳膀胱经在肾与膀胱之间相互络属，故肾与膀胱相表里。膀胱又称净府、水府、玉海、脬、尿胞，位于下腹部，在脏腑中，居最下处，主贮存尿液及排泄尿液，在五行属水，其阴阳属性为阳。肾与膀胱在四时与冬季相应。

1. 肾的生理功能

（1）肾藏精

精，又称精气，是中国古代哲学气一元论的重要范畴。在中医学领域，精的含义有广义和狭义之分。广义之精是维持人体生长发育、生殖和脏腑功能活动的有形的精微物质的统称，包括禀受于父母的生命物质即先天之精，以及后天获得的水谷之精即后天之精；狭义之精是禀受于父母而贮藏于肾的具生殖繁衍作用的精微物质，又称生殖之精。

先天之精又称肾本脏之精，在胚胎发育过程中，精是构成胚胎的原始物质，为生命的基础。先天之精藏于肾中，出生之后，得到后天之精的不断充实，成为人体生育繁殖的基本物质，故又称为"生殖之精"。正如《灵枢·经脉》"人始生，先成精"；《灵枢·决气》"两神相搏，合而成形，常先身生，是谓精"；《景岳全书·小儿补肾论》"精合而形始成，此形即精也，精即形也"。

后天之精又称五脏六腑之精，来源于水谷精微，由脾胃化生并灌溉五脏六腑。人出生以后，水谷入胃，经过胃的腐熟、脾的运化而生成水谷之精气，并转输到五脏六腑，使之成为脏腑之精。脏腑之精充盛，除供给本身生理活动所需要的以外，其剩余部分则贮藏于肾，以备不时之需。当五脏六腑需要这些精微物质给养的时候，肾脏又把所藏之精气，重新供给五脏六腑。一方面不断贮藏；另一方面又不断供给，循环往复，生生不息，这就是肾藏五脏六腑之精的过程和作用。由此可见，后天之精是维持人体生命活动、促进机体生长发育的基本物质。先天之精和后天之精同藏于肾，二者相互依存，相互为用。先天之精为后天之精准备了物质基础，后天之精不断地供养先天之精。先天之精只有得到后天之精的补充滋养，才能充分发挥其生理效应；后天之精也只有得到先天之精的活力资助，才能源源不断地化生。即所谓"先天生后天，后天养先天"，二者相辅相成，在肾中密切结合而组成肾中所藏的精气。肾为先天之本，接受其他脏腑的精气而贮藏起来；脏腑的精气充盛，肾精的生成、贮藏和排泄才能正常。故曰："肾者，受五脏六腑之精而藏之，故五脏盛乃能泄，是精藏于肾而非生于肾也。五脏六腑之精，肾实藏而司其输泄，输泄以时，则五脏六腑之精相续不绝，所以成其坎而位乎北，上交于心，满而后溢，生生之道也。"（《怡堂散记》）

精具有4个方面的生理功能：①促进生殖繁衍。肾精的生成、贮藏和排泄，对繁衍后代起着重要的作用。人的生殖器官的发育及其生殖能力，均有赖于肾。人出生以后，由于先天之精和后天之精的相互滋养，从幼年开始，肾的精气逐渐充盛，发育到青春时期，便产生了一种促进生殖功能成熟的物质，称作天癸。于是，男子就能产生精液，女性则月经按时来潮，性功能逐渐成熟，具备了生殖能力。以后，随着人从中年进入老年，肾精也由充盛而逐渐趋向亏虚，天癸的生成亦随之而减少，甚至逐渐耗竭，生殖能力亦随之而下降，以至消失。这充分说明肾精对生殖功能起着决定性的作用，为生殖繁衍之本。如果肾藏精功能失常就会导致性功能异常，生殖功能下降。正如《素问·上古天真论》描述：男子"二八，肾气盛，天癸至，精气溢泻，阴阳和，故能有子……七八……天癸竭，精少，肾脏衰，形体皆极"。女子"二七而天癸至，任脉通，太冲脉盛，月事以时下，故有子……七七，任脉虚，太冲脉衰少，天癸竭，地道不通，故形坏而无子"。总之，男女生殖器官的发育成熟及其生殖能力，均有赖于肾精的充盛，而精气的生成、贮藏和排泄均由肾所主，故有肾主生殖之说。根据这一理论，固肾保精便成为治疗性与生殖功能异常的重要方法之一。②促进生长发育。生、长、壮、老、已是人类生命的自然规律，该过程称之为生命的历程，分为少年、青年、中年和老年四个阶段。人从幼年开始，肾精逐渐充盛，则有齿更发长等生理现象；到了青壮年，肾精进一步充盛，乃至达到极点，机体也随之发育到壮盛期，则真牙生，体壮实，筋骨强健；待到老年，肾精衰退，形体也逐渐衰老，全身筋骨运动不灵活，齿摇发脱，呈现出老态龙钟之象。人从出生经过发育、成长、成熟、衰老以至死亡前机体生存的时间，称之为寿命，通常以年龄作为衡量寿命长短的尺度。中医学称寿命为天年、天寿，即先天赋予的寿命限度。《素问·调经论》明确指出"阴阳匀平，以充其形，九候若一，命曰平人"，《灵枢·终始》指出"平人者不病，不病者脉口、人迎应四时也，上下相应而俱往来也，六经之脉不结动也，本末之寒温之相守司也，形肉血气必相称也，是谓平人"，平人即健康者。健康意味着机体内部及机体与外界环境的阴阳平衡，脏腑经络功能正常，气血和调，精神内守，形神合一。人的脏腑气血盛衰，直接关系人的强弱寿夭。人以五脏为本，而肾为五脏之根。肾所藏之精气为生命的基础，在人的生长壮老已的过程中起主导作用，故《素问·上古天真论》曰："天寿过度，气脉常通而肾气有余也。"肾精决定着机体的生长发育，为人体生长发育之根。如果肾精亏少，影响人体的生长发育，会出现生长发育障碍，如发育迟缓、筋骨痿软等；成年则出现未老先衰，齿摇发落等，"肾气绝则不尽其天命而死也"（《中藏经》）。肾精对促进人体生长发育具有重要作用，为性命之根，所以对生长发育障碍如"五软""五迟"等病，补肾是其重要治疗方法之一。藏惜肾精为养生之重要原则，补肾填精又是延缓衰老和防治老年性疾病的重要手段。在中医学历代文献中，延缓衰老的方剂以补肾者为多。③参与血液生成。肾藏精，精能生髓，精髓可以化而为血。"血即精之属也，但精藏于肾，所蕴不多，而血富于冲，所至皆是"（《景岳全书·血证》），"夫血者，水谷之精微，得命门真火蒸化"（《读医随笔·气血精神论》）。故有血之源头在于肾之说，所以，在临床上治疗血虚常用补益精髓之法。④抵御外邪侵袭。肾精具有抵御外邪而使人免于患病的作用。"足于精者，百病不生，穷于精者，万邪蜂起"（《冯氏锦囊秘录》）。精充则生命力强，卫外固密，适应力强，邪不易侵。反之，精亏则生命力弱，卫外不固，适应力弱，邪侵而病。故有"藏于精者，春不病温"（《素问·金匮真言论》）之说。冬不藏精，春必病温，肾精这种抵御外邪的能力属正气范畴，与"正气存内，邪不可干""邪之所凑，其气必虚"的意义相同。

（2）肾主水液

水液是体内正常液体的总称。肾主水液，从广义来讲，是指肾为水脏，泛指肾具有藏精和调节水液的作用。从狭义而言，是指肾主持和调节人体水液代谢的功能，一是将水谷精微中具有濡养滋润脏腑组织作用的津液输布周身；二是将各脏腑组织代谢利用后的浊液排出体外。这两方面均靠肾阳对水液的气化来实现，称作肾的"气化"作用。

在正常情况下，水饮入胃，由脾的运化和转输而上输于肺，通过肺的宣发和肃降而通调水道，使清者（有用的津液）以三焦为通道而输送到全身，发挥其生理作用；浊者（代谢后的津液）则化为汗液、尿液和浊气等分别从皮肤汗孔、尿道、呼吸道排出体外，从而维持体内水液代谢的相对平衡。在这一代谢过程中，肾的蒸腾气化使肺、脾、膀胱等脏腑在水液代谢中发挥各自的生理作用。被脏腑组织利用后的水液（清中之浊者）从三焦下行而归于肾，经肾的气化作用分为清浊两部分。清者，再通过三焦上升，归于肺而布散于周身；浊者变成尿液，下输膀胱，从尿道排出体外，如此循环往复，以维持人体水液代谢的平衡。

肾的开阖作用对人体水液代谢的平衡有一定的影响。"开"就是输出和排出；"阖"就是关闭，以保持体液相对稳定的贮存量。在正常生理状态下，由于人的肾阴、肾阳是相对平衡的，肾的开阖作用也是协调的，因而尿液排泄也就正常。综上所述，人体的水液代谢与肺、脾、胃、小肠、大肠、膀胱、三焦等脏腑有密切关系，而肺的宣肃、脾的运化和转输、肾的气化则是调节水液代谢平衡的中心环节。其中，以肺为标，以肾为本，以脾为中流砥柱。肾的气化作用贯穿水液代谢的始终，居于极其重要的地位，所以有"肾者主水""肾为水脏"之说。

在病理上，肾主水功能失调，气化失职，开阖失度，就会引起水液代谢障碍。气化失常，阖多开少，小便的生成和排泄发生障碍可引起尿少、水肿等病理现象；若开多阖少，又可见尿多、尿频等症。

（3）肾主纳气

纳，固摄、受纳的意思。肾主纳气，是指肾有摄纳肺吸入之气而调节呼吸的作用，对人体的呼吸运动具有重要意义，是肾的封藏作用在呼吸运动中的体现。人体的呼吸运动，虽为肺所主，但吸入之气，必须下归于肾，由肾气为之摄纳，呼吸才能通畅、调匀。"气根于肾，亦归于肾，故曰肾纳气，其息深深"（《医碥·气》）。正常的呼吸运动是肺肾之间相互协调的结果。所以说："肺为气之主，肾为气之根，肺主出气，肾主纳气，阴阳相交，呼吸乃

和。"(《类证治裁》)

只有肾气充沛，摄纳正常，才能使肺的呼吸均匀，气道通畅。如果肾的纳气功能减退，摄纳无权，吸入之气不能归纳于肾，就会出现呼多吸少、吸气困难、动则喘甚等肾不纳气的病理变化。所以，咳喘之病，"在肺为实，在肾为虚"（《临证指南医案》），初病治肺，久病治肾。

（4）主一身阴阳

1）肾精、肾气、肾阴、肾阳的关系

肾精，即肾所藏之精气，其来源于先天之精，赖后天之精的不断扩充，为肾功能活动的物质基础，是机体生命活动之本，对机体各种生理活动起着极其重要的作用。肾气，肾精所化生之气，实指肾脏精气所产生的生理功能。气在中医学中，指构成年人体和维持人体生命活动的最基本物质，是脏腑经络功能活动的物质基础。精化为气，故肾气是由肾精而产生的，肾精与肾气的关系，实际上就是物质与功能的关系。肾阴，又称元阴、真阴、真水，为人体阴液的根本，对机体各脏腑组织起着滋养、濡润作用。肾阳，又称元阳、真阳、真水，为人体阳气的根本，对机体各脏腑组织起着推动、温煦作用。

肾阴和肾阳，二者之间，相互制约、相互依存、相互为用，维持着人体生理上的动态平衡。从阴阳属性来说，精属阴、气属阳，所以有时也称肾精为"肾阴"，肾气为"肾阳"。

2）肾阴、肾阳为脏腑阴阳之本

肾为五脏六腑之本，为水火之宅，寓真阴（命门之水）而涵真阳（命门之火）。五脏六腑之阴，非肾阴不能滋助；五脏六腑之阳，非肾阳不能温养。故曰："命门（肾——作者注）为元气之根，为水火之宅。五脏之阴气，非此不能滋；五脏之阳气，非此不能发。"（《景岳全书·传忠录》）"命门水火，即十二脏之化源。故心赖之，则君主以明；肺赖之，则治节以行；脾胃赖之，济仓廪之富；肝胆赖之，资谋虑之本；膀胱赖之，则三焦气化；大小肠赖之，则传导自分。"（《类经附翼·求正录》）肾阴充则全身诸脏之阴亦充，肾阳旺则全身诸脏之阳亦旺盛。所以说，肾阴为全身诸阴之本，肾阳为全身诸阳之根。

在病理情况下，由于某些原因，肾阴和肾阳的动态平衡遭到破坏而又不能自行恢复时，即能形成肾阴虚和肾阳虚的病理变化。肾阴虚，则表现为五心烦热、眩晕耳鸣、腰膝酸软、男子遗精、女子梦交等症状；肾阳虚，则表现为精神疲惫、腰膝冷痛、形寒肢冷、小便不利或遗尿失禁，以及男子阳痿、女子宫寒不孕等性功能减退和水肿等症状。由于肾阴与肾阳之间的内在联系，在病变过程中，常互相影响，肾阴虚发展到一定程度的时候，可以累及肾阳，发展为阴阳两虚，称作"阴损及阳"；肾阳虚到一定程度的时候，也可累及肾阴，发展为阴阳两虚，称作"阳损及阴"。

2. 肾的生理特性

（1）肾主封藏

封藏，亦曰闭藏，固密储藏，封固闭藏之谓。肾主封藏是指肾贮藏五脏六腑之精的作用，体现在藏精、纳气、主水、固胎等各方面。肾为先天之本，生命之根，藏真阴而寓元阳，为水火之脏。肾藏精，精宜藏而不宜泄；肾主命火，命火宜潜不宜露，故曰："肾者主蛰，封藏之本，精之处也。"（《素问·六节藏象论》）人之生身源于肾，生长发育基于肾，生命活动赖于肾。肾是人体阴精之所聚，肾精充则化源足。肾又是生命活动之本源，肾火旺则生命力强，精充火旺、阴阳相济，则生化无穷、机体强健。肾为封藏之本，是对肾脏生理功能的高度概括，体现了肾脏各种生理功能的共同特点，如精藏于肾、气纳于肾，以及月经的应时而下、胎儿的孕育、二便的正常排泄等，均为肾封藏之职的功能所及。肾精不可泻，肾火不可伐，犹如木之根、水之源，木根不可断，水源不可竭，灌其根壮叶茂，澄其源流自清。因此，肾只宜闭藏而不宜耗泻。基于这一生理特性，其病虚多实少，纵然有实邪存在，也是本虚标实，前人提出了"肾无实不可泻"的学术观点，故治肾多言其补,不论其泻,或以补为泻。肾主封藏的理论对养生具有重要指导意义,养生学非常强调收心神、节情欲、调七情、省操劳以保养阴精,使肾精充盈固密而延年益寿。

（2）肾气与冬气相应

肾与冬季、北方、寒、水、咸味等有着内在联系。如冬季寒水当令,天气比较寒冷,水在天为寒,在脏为肾。冬季的岁运,正常为"静顺",万物归藏,在人应肾,阴平阳秘,封藏有节;不及为"涸流",太过为"流衍",不及与太过,四时阴阳异常,在人则肾之阴阳失调、封藏失职。在人体以肾气变化为著,故冬季以肾病、关节疾病较多为其特点。

总之,五脏与自然界的收受关系旨在说明人体生命活动的节律变化是与自然密切相关的。

3. 膀胱的生理功能

（1）贮存尿液

在人体津液代谢过程中,水液通过肺、脾、肾三脏的作用,布散全身,发挥濡润机体的作用。其被人体利用之后,即"津液之余"者,下归于肾。经肾的气化作用,升清降浊,清者回流体内,浊者下输于膀胱,变成尿液。所以说"津液之余者,入胞则为小便""小便者,水液之余也"(《诸病源候论》),说明尿为津液所化。小便与津液常常相互影响,如果津液缺乏,则小便短少;反之,小便过多也会丧失津液。

（2）排泄小便

尿液贮存于膀胱,达到一定容量时,通过肾的气化作用,使膀胱开合适度,则尿液可及时地从溺窍排出体外。

4. 膀胱的生理特性

膀胱具有司开合的生理特性。膀胱为人体水液汇聚之所,故称之为"津液之府""州都之官",赖其开合作用,以维持其贮尿和排尿的协调平衡。

肾合膀胱,开窍于二阴,"膀胱者,州都之官,津液藏焉,气化则能出矣。然肾气足则化，肾气不足则不化。人气不化，则水归大肠而为泄泻。出气不化，则闭塞下焦而为癃肿。小便之利，膀胱主之，实肾气主之也"（《笔花医镜》）。膀胱的贮尿和排尿功能，全赖于肾的固摄和气化功能。所谓膀胱气化，实际上，属于肾的气化作用。若肾气的固摄和气化功能失常，则膀胱的气化失司，开合失权，可出现小便不利或癃闭，以及尿频、尿急、遗尿、小便不禁等，故曰："膀胱不利为癃，不约为遗溺。"（《素问·宣明五气》）所以，膀胱的病变多与肾有关，临床治疗小便异常，常从肾治之。

二、肾膀胱之五行相应

肾为水脏，膀胱为水腑，在五行同属水。两者密切相连，又有经络互相络属，构成脏腑表里相合的关系。肾司开合，为主水之脏，主津液，开窍于二阴；膀胱贮存尿液，排泄小便，而为水腑。膀胱的气化功能，取决于肾气的盛衰，肾气促进膀胱气化津液，司开合以控制尿液的排泄。肾气充足，固摄有权，则尿液能够正常地生成，并下注于膀胱贮存之而不漏泄；膀胱开合有度，则尿液能够正常地贮存和排泄。肾与膀胱密切合作，共同维持体内水液代谢。

1. 生克

按照五行之说，冬季属于水，"水曰润下"，代表水液向下的运动方式。水往低处流，冬天万物休眠，为春天蓄积养料。进入冬季，寒天冻地，是四季中阳气最弱、阴气最盛的季节，人体与自然界中的其他生物一样，阴长阳消，代谢相对缓慢，水对应肾，肾脏是先天之本，藏精，主生长发育和生殖，开窍于耳及二阴，与膀胱互为表里，肾在体为骨，其华在发，因此冬季应当以补肾为最根本，民谚常说，"三九进补、春天打虎"。肾属水，水能生木，所以肾能够滋养肝；但水能克火，过度的恐情绪可能会损伤心。冬季水的养生之道着重养肾，在日常生活中，可以通过泡脚、按摩等方式来强化肾的功能，这与水流向低处、滋润万物的特性是一致的，人们应该多吃滋阴润燥的食物，如黑木耳、银耳等，这些食物有助于保护人体的阴液，对应于水滋润万物的属性。

2. 五志

按照中医理论，冬季属水，水对应肾，肾主恐，恐是人们对事物惧怕的一种精神状态，对机体的生理活动是一种不良的刺激。惊恐可干扰神经系统，出现耳鸣、耳聋、头眩、阳痿，甚至可置人于死地。老百姓常说的"吓死人"就是这个道理。《素问·举痛论》说："恐则气下……惊则气乱"，即说明惊恐的刺激，对机体气机的运行可产生不良的影响。恐则气下，是指人在恐惧状态中，上焦的气机闭塞不畅，可使气迫于下焦，则下焦产生胀满，甚则遗尿。惊则气乱，则是指机体正常的生理活动，可因惊慌而产生一时性的扰乱，出现心神不定、手足无措等现象。因此，冬季人们应该特别注意保暖和避免过度的恐惧或紧张情绪，以保护肾不受损害。《黄帝内经》指出冬季要使精神安静，避免过度的情绪波动，尤其是惊恐之情，以助于阳气的潜藏和养藏。

3. 五色

中医理论认为，五色中的黑色对应肾，意味着黑色食物或物品对肾脏有特定的影响。在中医养生中，冬季被认为是养藏的季节，应该多吃黑色食物来滋养肾，以补充肾之精气，如黑豆、黑芝麻、黑木耳等，这些食物有助于保护身体免受寒冷的侵害，并且有助于肾的健康。现代研究认为黑色食物含有丰富的抗氧化剂、营养素、矿物质和维生素，如黑米富含抗氧化剂，可以帮助抵抗自由基的损害，从而保护肾免受损伤，减缓细胞老化的过程，增强其排毒和调节功能。"肾主黑色，其华在发"，即头发黑不黑、是否润泽跟肾精相关。发为肾之华，就是说头发是肾的花朵，是肾的外现。肾又主黑色，所以黄种人的头发是否乌黑靓丽，实际上跟肾的好坏密切相关。发的生长与脱落、荣润与枯槁，不仅和肾中精气的充盛程度有关，而且还和血液的濡养有关，所以又有"发为血之余"的说法。又如面色发黑、眼眶周围色黑乃肾虚。

4. 五音

肾，在音为羽。羽音，作为中国古代五声音阶中的一个音级，与宫、商、角、徵共同构成了中国传统音乐的基本音调，具有"风格清纯、凄切哀怨、苍凉柔润，如天垂晶幕，行云流水"之特性，象征着一种向下、润泽的特性可入肾。这种风格的音乐被认为对人的肾脏和膀胱健康有益，能够帮助调节气的运行。在养生保健时肾气较虚者，多听羽音，可以调节肾的功能，促进气血的流通。以羽音为主的音乐作品包括《船歌》《梁祝》《二泉映月》等，这些作品展现了羽音的独特魅力和情感表达。

5. 五味

《素问·阴阳应象大论》曰："北方生寒，寒生水，水生咸，咸生肾……在味为咸。"在酸、苦、甘、辛、咸五味中，咸味入肾，具有藏匿之性。咸入肾是指咸味的药物或食物最容易作用于肾，咸味适度可以养肾，过咸则伤肾。传统医学认为"肾主水"，即肾有调节水液代谢的作用。而咸味食物能调节人体细胞和血液渗透压平衡及水盐代谢，可增强体力和食欲，防止痉挛。因此，在呕吐、腹泻及大汗后，适量喝点淡盐水，可防止体内微量元素的缺乏。

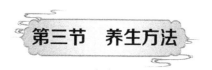

第三节　养生方法

一、立冬

（一）养生歌诀

立冬养阴阳气藏，早睡晚起待太阳；

沐浴阳光太极拳，力求宁静除忧烦；

保暖防寒起居常，烹食牛羊滋阴阳。

【歌诀释义】立冬养生宜顺应自然界闭藏之规律，以敛阴护阳为根本。起居方面宜做到早睡晚起，每天早晨等太阳出来后再起床，衣着应注意防寒保暖，在阳光充足的时候可多到户外晒太阳；饮食方面应遵循秋冬养阴、养肾护阳原则，宜多食牛羊肉；选择太极拳等静态运动进行锻炼；精神调养上要力求其静，控制情志活动，保持精神情绪的安宁。

（二）节气特点

立冬是冬季的第一个节气，时值每年公历的 11 月 7 日或 8 日，视太阳黄经达 225° 时开始。《月令七十二候集解》解释立冬："立，建始也。""冬，终也，万物收藏也。""立冬"意思是说秋季作物全部收晒完毕，收藏入库，动物也已藏起来准备冬眠，也就是冬季开始、万物收藏、规避寒冷的意思。我国古代将立冬分为三候："一候水始冰；二候地始冻；三候雉入大水为蜃。"意思是说，立冬节气时水已经能结成冰；土地也开始冻结；"雉"指野鸡一类的大鸟，"蜃"为大蛤，立冬后，野鸡一类的大鸟便不多见了，而海边却可以看到外壳与野鸡的线条及颜色相似的大蛤，所以古人认为雉到立冬后便变成大蛤了。天文学上把"立冬"作为冬季的开始，按照气候学划分，我国要推迟 20 天左右才入冬。立冬后我们所处的北半球获得太阳的辐射量越来越少，但由于此时地表在夏季贮存的热量还有一定的能量，所以一般还不会太冷，但气温逐渐下降。在晴朗无风之时，常会出现风和日丽、温暖舒适的十月"小阳春"天气。其实，我国幅员广大，除全年无冬的华南沿海和长冬无夏的青藏高原地区外，各地的冬季并不都是于立冬日同时开始的。"立冬为冬日始"的说法与黄淮地区的气候规律基本吻合。我国最北部的漠河及大兴安岭以北地区，9 月上旬就早已进入冬季；北京于 10 月下旬也已一派冬天的景象；而长江流域的冬季要到"小雪"节气前后才真正开始。立冬时总的气候特征是阳气潜藏，阴气盛极，草木凋零，蛰虫伏藏，万物活动趋向休止，渐进入冬眠状态。

（三）养生原则

1.起居养生

（1）宜早睡晚起

《素问·四气调神大论》指出："冬三月，此谓闭藏，水冰地坼，无扰乎阳，早卧晚起，必待日光……此冬气之应，养藏之道也。"因此，立冬时养生应顺应自然界闭藏之规律，以敛阴护阳为根本。早睡可养人体阳气，晚起能养人体阴气，但晚起并非赖床不起，而应以太阳升起的时间为度。早睡晚起，日出而作，保证充足的睡眠，有利于阳气潜藏，阴精蓄积。

（2）宜驱寒就温

立冬后天气寒冷，着衣应注意薄厚适度，因衣着过少过薄极易感受寒邪而耗损阳气；而衣着过多过厚则使人体腠理开泄，阳气不得潜藏，寒邪也会易于侵入，故穿衣应做到薄厚适度。另外，在阳光充足的时候宜多到户外晒太阳，常晒太阳可起到壮阳气、温通经脉的作用。我国唐代大诗人白居易十分推崇"负日之暄"这一养生之道，勤操练，并深得其惠。他在《负冬日》一诗中，以欣喜的心情描绘了在冬天晒背全过程中的身心体验，诗云："负暄闭目坐，和气生肌肤。初似饮醇醪，又如蛰者苏。外融百骸畅，中适一念无。旷然忘所在，心与虚空俱。"可以说，他能活到74岁，与冬日之"负暄"也有一定关系。中医学也十分重视阳光对人体健康的作用，认为常晒太阳能助发人体的阳气。特别是在冬季，由于大自然处于"阴盛阳衰"的状态，人体也不例外，故冬天常晒太阳，更能起到壮人阳气、温通经脉的作用。

2.饮食养生

（1）多食养肾食物

立冬后天气逐渐转寒，寒为阴邪，易伤人体阳气，而阳气根源于肾，故寒邪最易中伤肾阳。因此，立冬后宜多食养肾食物，以提高人体御寒能力。肾阴虚者，可多食海参、枸杞子、银耳等食物；肾阳虚者，宜多食羊肉、狗肉、韭菜、肉桂等。

（2）多食御寒食物

立冬时天气寒冷，宜多食一些温热补益的食物来御寒，可多食羊肉、牛肉、鸡肉、狗肉、虾、鹌鹑等食物，此类食物中富含蛋白质及脂肪，产热量多，可益肾壮阳、温中暖下、补气生血，御寒效果较好。人怕冷与机体摄入某些矿物质较少有关，如钙在人体内含量的多少，可直接影响心肌、血管及肌肉的伸缩性和兴奋性；血液中缺铁是导致缺铁性贫血的重要原因，常表现为产热量少、体温低等。因此，补充富含钙和铁的食物可提高机体的御寒能力。含钙的食物主要包括牛奶、豆制品、海带、紫菜、贝壳、牡蛎、沙丁鱼、虾等；含铁的食物则主要为动物血、蛋黄、猪肝、黄豆、芝麻、黑木耳和大枣等。海带、紫菜等含碘丰富的食物可促进甲状腺素分泌，产生热量，故立冬时也宜常食。此外，立冬后还可多吃些坚果，如花生、核桃、板栗、榛子、杏仁等。

【茶饮食膳推荐】

①黄芪大枣茶

原料：黄芪 20 克，大枣 5 枚，或按此比例搭配。

做法：加入 400 mL 清水煎煮 30 分钟即可，之后可续水多次煎煮，饮用一天。

功效：益气养血。

适应证：气虚体质者经常出现的疲倦、盗汗等症。

注释：黄芪健脾益气、固表止汗，大枣补中益气、养血安神，二者合用可消除疲劳、提神、止汗。

②黄芪二至饮

原料：炙黄芪 30 克，旱莲草、女贞子各 20 克，或按此比例搭配，蜂蜜适量。

做法：将上三味药加水煎煮 30 分钟，去渣取汁加入蜂蜜代茶饮。

功效：滋补肾阴，益气培本。

适应证：气阴两虚人群。

注释：黄芪具有益气的功效；女贞子味苦、甘，性凉，归肝、肾经，具有滋补肝肾、清肝明目的作用；旱莲草则可以滋补肝肾、凉血止血。女贞子、旱莲草合用，又称"二至丸"，可以增强滋补肝肾的效果。配合黄芪，共凑滋补肾阴、益气培本的功效。

注意事项：服用此茶时，不宜吃不易消化的食物，如遇感冒、发热、咳嗽、咽痛等外感症状不宜服用。

③双黄羊肉汤

原料：黄芪 30 克，胡萝卜 150 克，羊肉 280 克，当归 30 克，或按此比例搭配，盐、葱、姜、料酒适量。

做法：将羊肉切块，焯水后洗净。将所有材料及葱、姜、料酒，放入砂锅中炖约 1 个小时，至烂熟后放入锅中加入盐稍煮几分钟即可。

功效：益气养血，扶正培本。

适应证：用于面色苍白、体弱等需调理气色者。

注释：黄芪具有补气固表、利水退肿、托毒排脓、生肌等功效；胡萝卜中含有大量的类胡萝卜素，经过人体摄入后，可以有效地转化成维生素 A，对于视力发育也有帮助；黄芪、胡萝卜共用便可益气养血、扶正培本。

④菇杞牛肉煲

原料：香菇 150 克，枸杞子 60 克，牛肉 250 克，或按此比例搭配，精盐少许。

做法：香菇用清水泡发后撕成小块，枸杞子洗净备用。先将牛肉洗净，放沸水锅中焯去血水，捞出切成肉片，然后将 3 种原料一起放入砂锅中，加水适量，煲至牛肉熟烂，加入少许精盐调味即可。

功效：健脾补肾，温阳益气。

适应证：用于体弱多病之人，因立冬时节天气寒冷、气候干燥，出现的神疲乏力、食欲不振、腰膝酸软、畏寒肢冷、目昏不明、皮肤干燥等症状的调补。

注释：香菇素有"植物皇后"的美誉，味甘，性平，入胃、肝经，具有补益脾胃、养血和血、化痰透疹的功效，主治脾胃气虚所致食少便溏、不耐劳累、平素易于感冒，或气血两虚引起的少气乏力、头晕眼花、夜眠欠佳等病证。枸杞子味甘，性平，入肾、肝经，明代医家李中梓《本草通玄》说枸杞子"补肾益精……而消渴目昏、腰疼膝痛无不愈矣"。枸杞子具有滋补肝肾、益精养血的功效，用于虚劳精亏、腰膝酸痛、眩晕耳鸣，血虚萎黄、目昏不明，以及内热消渴等病证。本方由补益脾胃的香菇，滋补肝肾、清热明目的枸杞子，以及温补气血、强筋健骨的牛肉三物组成。

3. 运动养生

立冬时运动应以静态运动为主，养阳气，使阳气潜藏，可选择中医功法太极拳、八段锦等，不适宜太激烈的运动。运动强度以微微出汗为佳，不宜过度运动，避免大汗出而使阳气外泄。八段锦因简单易学、健身效果良好而成为一项比较普及的运动项目。常练习八段锦可改善神经系统功能，增强心脏功能，扩大肺活量，提高人的平衡能力，防止骨质疏松。八段锦通过意念和呼吸与动作配合，促进大脑神经细胞的功能完善，使人体神经系统兴奋和抑制过程得到协调，对精神创伤、神经类疾病，如神经衰弱、失眠、高血压等有较好的防治作用；八段锦通过缓慢、细长、均匀的腹式呼吸，使人体肺部的氧气充足，肠胃得到蠕动锻炼，增强消化和排泄功能，因此经常练八段锦，对心脏病、肺病、胃病、便秘、痔疮等有防治作用。

【运动推荐】十月节坐功。

【具体做法】每天清晨，双腿盘坐，头转向左方，两手由体侧提到胸前，手心朝上，两臂随后缓缓落下，头转向正前方，两手臂再重复上述动作。头转向右，动作相同，左右相反，左右各做15次，然后上下齿相叩36次，饶舌左右3圈，待津液满口分3次咽下，意想把津液送至丹田。如此吞津3次，一呼一吸为一息，如此36息而止。此功法可改善胸胁积滞、虚劳邪毒、腰痛不能俯仰、咽干、面色无华、胸满呕逆、头痛等症。

4. 情志养生

立冬后人体的新陈代谢处于相对缓慢的时期，故此时养生要注重"藏"，在精神调养上要做到"……使志若伏若匿，若有私意，若已有得"，力求其静，控制情志活动，保持精神情绪的安宁，含而不露，避免烦扰，使体内的阳气得以潜藏。

5. 经络养生

（1）节气灸

立冬之后，早晚温差增大，清晨格外寒凉，而且大气中二氧化碳浓度最高，亚健康及慢性病人群由于自身脏腑功能减弱，抵御疾病的能力也会随之衰减，正是病邪乘虚而入之时，故很容易诱发慢性呼吸系统疾病，还易引发心脑血管疾病。因此，亚健康人群及慢性病人群要特别注意天气变化，及早防范。俗语说："三九补一冬，来年无病痛"，强调该节气进补的重要性。冬季应于肾，《黄帝内经》讲："冬不藏精，春必病温。"故而立冬养生可以选用灸法以滋阴补肾、扶阳固本。

【选穴】气海、内关、涌泉。

【定位】

气海：在下腹部，前正中线上，脐中下 1.5 寸。

内关：是手厥阴心包经穴，位于前臂掌侧，当曲泽与大陵的连线上，腕横纹上 2 寸，掌长肌腱与桡侧腕屈肌腱之间。

涌泉：位于足底部，蜷足时足前部凹陷处，约足底第 2、第 3 跖趾缝纹头端与足跟连线的前 1/3 与后 2/3 交点上。

【操作方法】采用温和灸和雀啄灸相结合，每次每个穴位治疗时间大概在 8 分钟，以灸到红润为度，以有热感内传为佳。每周 1～2 次即可。

【注解】

气海：海有聚会之意，穴居脐下，为人体先天元气聚会之处、男子生气之海，主一身气疾，且兼任与冲脉同起胞宫，向后与督脉、足少阴之脉相并，同时任脉与足三阴、手三阴经相联系，故称"诸阴之海"。其穴居于人之下焦，所以又有调气机、益元气、补肾虚、固精血之功能。

内关：可以疏通经络治疗心包经及前臂诸疾，心主血脉，又主神明，心包与心本同一体，其气相通，心包为心之外膜，心包络为膜外气血通行的道路、是心脏所主的经脉，心不受邪，由心包代心受邪而为病，凡邪犯心包影响心脏的神志病和气滞脉中、心络瘀阻所致病证皆取本穴。立冬时节心脑血管疾病高发，故选此穴。

涌泉：为肾经之井穴，喻经气初出如泉水涌出于下，故以为名。其具有开窍苏厥、滋肾清热、降逆通络之功，为人体重要的保健穴，故选此穴以补肾扶阳。

（2）穴位按摩

1）搓揉肾俞

【定位】位于背部第2腰椎棘突下旁开1.5寸处。

【操作方法】先把两手搓热后，用手心放在肾俞的部位，上下揉搓，搓到腰部发热即可。

【注解】肾俞归属于足太阳膀胱经，是肾气输注之背俞穴，内应肾，是补肾之要穴。具有滋补肾阴、温补肾阳、阴阳双补之特性。搓揉肾俞，能起到温补肾阳的作用，可以缓解肾虚引起的腰膝酸软、耳鸣等症状。

2）搓耳固肾

【操作方法】将双手示指微屈，用桡侧沿耳轮从上到下刮拭3次；用双手示指、中指摆成"V"形，沿耳前、耳后从下到上单方向搓揉3次；用中指指腹在耳甲腔、耳甲艇各慢速揉按3次后顺势将耳郭向前盖住耳道9秒。每次5～10分钟。

【注解】耳朵上分布着近百个穴位，全身器官组织在这里都有特定的反射区。因此，经常揉揉耳朵，有助疏通经络、运行气血、调理脏腑，还能达到防病治病的目的。立冬后谷物入库、蛰虫休眠，人体阳气也开始潜藏于内，到了温固肾阳的关键时期。"肾气通于耳"，因此，搓耳对肾功能有很好的保健作用。

3）按捏太溪

【定位】位于足内侧，内踝后方和足跟骨筋腱之间的凹陷处。

【操作方法】正坐，将左脚搭在右腿膝盖上，用右手拇指、示指对捏脚后跟肌腱与内踝尖的部位，每捏6下，重按太溪1次，连续3个循环后换左手按摩右脚，以感觉微微胀痛为佳。

6.香疗附方——丁香肉桂调敷散

【组成及用法】丁香、肉桂各3克，将丁香、肉桂共研为末，温水调敷于肺俞，包扎固定，每日换1次。

【适应证】小儿支气管炎、气虚咳嗽。

肉桂，气香浓烈，味辛、甘，性大热，故其温通之力较强，能补火助阳、散寒止痛、温通经脉。《玉楸药解》曰："肉桂，温暖调畅，大补血中温气。香甘入土，辛甘入木，辛香之气，善行滞结，是以最解肝脾之郁。"

二、小雪

（一）养生歌诀

小雪雪降温肾阳，早卧晚起着寒装；

八段太极晒太阳，保护心脑滋膏方；

温补益肾栗腰果，丹参山楂血黏降。

【歌诀释义】养生宜做到早睡晚起，注意防寒保暖；多食温补益肾食物，如栗子、山药等，可常食丹参、山楂等避免血液黏稠，也可服用膏方以保护心脑；多做八段锦、太极拳等运动以健体防病；常晒太阳避免精神抑郁。

（二）节气特点

每年公历的 11 月 22 日或 23 日，视太阳黄经达 240° 时为二十四节气中的小雪，反映降雪开始的时间和程度。《月令七十二候集解》曰："十月中，雨下而为寒气所薄，故凝而为雪。小者未盛之辞。"《群芳谱》中说："小雪气寒而将雪矣，地寒未甚而雪未大也。"意思是说，小雪时节气温下降，故而雪花生成；但此阶段的雪常常是半冰半融状态，或落到地面后立即融化了。我国古代将小雪分为三候："一候虹藏不见；二候天气上升地气下降；三候闭塞而成冬。"由于天空中的阳气上升，地上的阴气下降，导致天地不通、阴阳不交，所以万物失去生机，天地闭塞而转入严寒的冬天。到了小雪节气，意味着华北地区将有降雪。如果说立冬节气标志着我国北方大部地区进入冬季，到了小雪节气，冷空气的直接表现就是使这些地区的气温逐步降到 0 ℃以下，长江中下游许多地区陆续进入冬季。虽说随着冬季的到来，从全国范围来讲，降水逐渐跌入一年中的低谷，但江南比江北雨量还是偏多，即便这一地区 12 月中下旬才有初雪，但此时的阴雨天气，给人们的感受已经不是深秋凉意，而是湿冷了，因此应注意添衣保暖，甚至要穿上防寒的冬装了。

（三）养生原则

1. 起居养生

（1）重视头部保暖

小雪时节很多地方的气温已骤降，应特别重视头部保暖。因为"头为诸阳之会"，当头部受到风寒侵袭时，血管收缩，肌肉紧张，很容易引发伤风感冒、头痛、面瘫，甚者可引发心脑血管疾病。头部是大脑神经中枢的所在地，每天都需要消耗大量的能量，又因头部皮肤薄、血管粗、毛发多，故头部散发的热能也较大。由于头部与人体热平衡的关系非常密切，寒冬季节若不注意头部保暖，体热会很快从头部散发出去，以致损害人体阳气，消耗机体的能量。因此，小雪节气人们外出时宜戴上帽子、围巾等以防头部受寒。

（2）谨防室内空气干燥

小雪时节降水量偏少，空气变得干燥，加之北方地区已经开始供暖，故室内空气会变得异常干燥，人易出现烦躁不安、口唇干裂、鼻咽干燥等现象。在干燥的环境中，人体抵抗力会降低，容易引发或者加重呼吸系统的疾病。有研究表明，当空气相对湿度低于40%的时候，鼻部和肺部呼吸道黏膜脱水，弹性降低，黏液分泌减少，黏膜上的纤毛运动减慢，灰尘、细菌等容易附着在黏膜上，刺激喉部引发咳嗽，容易发生支气管炎、支气管哮喘及呼吸道的其他疾病，因此小雪节气须防燥。除了要多喝水，还可通过使用加湿器、摆放植物等方式缓解室内空气干燥。

2.饮食养生

小雪时节天气寒冷，寒为阴邪，容易损伤肾阳，故此时宜多食温补益肾食物，如羊肉、牛肉、腰果、栗子、山药等。小雪节气时心脑血管疾病多发，为了预防此类疾病的发生，可常食丹参、山楂、黑木耳、西红柿、芹菜、红心萝卜等避免血液黏稠，以保护心脑血管。除此之外，也可有针对性地服用一些体质膏方来调理偏颇体质以防心脑血管病的发生。

【茶饮食膳推荐】

①姜枣桂圆茶

原料：大枣10枚，桂圆10粒，姜半块，枸杞子1小撮，或按此比例搭配，红糖适量。

做法：大枣洗净，去核后切成小粒；姜切成细丝；桂圆去壳；除红糖外，将所有材料放入小煮壶里，加水500 mL，煮15分钟后关火。将红糖放在自己饮用的杯子里，倒入姜枣桂圆汁即可饮用。

功效：温中散寒，养血补肾。

适应证：脾胃虚寒、胃凉冷痛、失眠、面色黄等症。

注释：桂圆味甘，性温，归心、脾经，具有补益心脾、养血安神的功效，大枣健脾养血，生姜温中散寒，枸杞子滋补肝肾，四药搭配具有温中散寒、养血补肾的功效。

②杜仲茶

原料：白术6克，杜仲6克，或按此比例搭配。

做法：沸水焖泡或煮水，代茶饮用。

功效：健脾除湿，补益肝肾。

适应证：肾虚和阳虚体质人群。

注释：著名的医药学家李时珍所著《本草纲目》记载"杜仲：能入肝补肾，补中益精气，坚筋骨，强志，治肾虚腰痛，久服，轻身耐老"。杜仲列为中药上品已有2000多年的历史。杜仲味甘，性温热，归属于肝、肾经，具有补养肝肾、强健筋骨及安胎的功效，适用于肝肾不足、腰膝酸痛、筋骨无力、头晕、目眩及妊娠期间的漏血和胎动不安等问题。白术味甘、苦，性温热，归属于脾、胃经，具有健脾益气、燥湿利水、止汗和安胎的功效。二者搭配使用，健脾的同时补益肝肾，同时由于白术和杜仲都具有温燥的特性，对于阳虚体质人群更为合适。

注意事项：对阴虚火旺或有燥热伤津的人来说，需要慎重使用。孕妇在医师指导下使用，具有安胎的作用。

③桑椹杞菊茶

原料：桑椹10克，枸杞子5克，杭白菊5克，陈皮2克，或按此比例搭配，冰糖少许。

做法：将食材洗净后，加适量清水煮20分钟，代茶饮。

功效：养肝明目，滋阴补肾。

适应证：适合多种人群饮用。

注释：桑椹和枸杞子都具有养肝明目、滋阴补肾的作用，可以改善肾虚引起的头晕、腰膝酸软等症状，杭白菊具有清热解毒的作用，可以缓解燥热症状。桑椹杞菊茶是一种养肝明目、滋阴补肾、清热解毒、增强免疫力、调节内分泌的中药茶饮。

④地黄焖羊肉

原料：羊肉 500 克，生地黄 15 克，当归 10 克，干姜 10 克，或按此比例搭配，生姜、葱、料酒、酱油、白糖、味精、淀粉、香油、香菜适量。

做法：羊肉用清水洗净，沸水锅中放入葱段，再放入羊肉焯透，捞出晾凉，用清水冲洗一次，切成 4 cm 见方的肉丁，用生姜片、葱段、料酒、酱油抹匀，腌 30 分钟待用。锅置火上，加入菜油，待油温六至七成热时，把羊肉下入油锅内炸成黄色时捞出。将锅内油倒出，留 50 mL 底油加生姜片、葱段，炸出香味，放酱油、羊肉、水，倒入砂锅内大火烧开，移小火上慢煨，焖至七成烂时，放生地黄、当归、干姜入锅。待羊肉烂熟时，放入白糖、味精调味，用水淀粉勾芡，淋上香油起锅，整齐地放入盘内，放上香菜。

功效：温阳益气，补血活血。

适应证：阳虚、血虚体质人群。

注释：此膳具有补血、活血、抗心肌缺血和扩张血管的作用，并能增强免疫力、护肝、镇静、镇痛、抗感染、抗缺氧。

⑤杜仲牛膝汤

原料：杜仲 20 克，牛膝 10 克，黑豆 100 克，大枣 6 枚，鸡腿 400 克，生姜、葱、精盐、米酒各适量。

做法：杜仲、牛膝洗净入锅，加适量清水煮成药汁，去渣留汁备用。鸡腿洗净，切成块；生姜、葱洗净，切成姜片、葱段，一起放入砂锅中，加适量水、米酒，用大火煮沸，撇去浮沫，再放入洗净的黑豆煮至软，加入大枣及杜仲、牛膝药汁，再熬煮片刻，调入盐即成，直接食肉喝汤。

功效：补肾，强筋骨。

适应证：适于年老体弱之人腰膝酸痛、筋骨无力、畏寒肢冷等症状的调养，也可用于肝肾虚衰、气血不足所致风寒湿痹证的调治。

注释：本方以杜仲、牛膝及温阳益气、补脾益胃的鸡腿为主，合入补脾益肾、活血利水的黑豆与益气养血、补脾益胃的大枣组成。主药杜仲味甘，性温，入肝、肾二经，能补肝肾、强筋骨、固经安胎，对腰膝酸痛、筋骨无力、胎动不安、阳痿不举等症有较好的疗效，尤其擅长治疗肾虚型腰痛，古代素有"腰痛必用杜仲"的说法。牛膝味苦、酸，性平，入肝、肾经，能补肾健腰、活血化瘀、引血下行，主治肝肾亏虚所致的腰膝酸痛、筋骨无力、瘀血疼痛等病证。牛膝性善走下，中药界常有"无牛膝，不过膝"之说。杜仲常与牛膝搭配治疗肾虚腰痛，杜仲主补肾，牛膝壮筋骨，所谓"杜仲配牛膝，腰脚更有力"。随着小雪节气的到来，中老年人的"老寒腿"和腰酸背痛的毛病容易复发，肾虚引起的腰腿酸痛人群，不妨煮一碗杜仲牛膝汤，冬季常饮可滋补肝肾、强筋壮骨、散寒逐痹。

3. 运动养生

人们之所以感觉身体发冷，多是阳气不足或阳气不能振奋。中医有"动则生阳"的说法，建议大家适当多做一些锻炼，振奋身体的阳气以御寒保暖，预防流行性感冒。冬季以室内运动为主，如原地跳、八段锦、瑜伽、经络拍打等。对有晨练习惯的老年人来说，避免晨间寒气侵袭关节，最好将锻炼时间安排在日出后或者午后。

（1）干浴按摩

【具体做法】站、坐练习均可，全身放松，两手掌相互摩擦至热，先在面部按摩 36 次；再用手指自前头顶至后头部、侧头部做梳头动作 36 次，使头皮发热；然后用手掌搓两脚心，左右各搓 36 下；最后搓到前胸、腹背部，做干洗澡，直到搓热。

（2）八段锦

【具体做法】可参考网络"八段锦教学视频"。

【注解】八段锦是我国传统保健功法，由八种如锦缎般优美、柔顺的动作组成，又因为此法共为八段，每段一个动作，故名为八段锦，动作简单，易记易学，适合男女老少等不同人群练习。常练八段锦可柔筋健骨、养气壮力，具有行气活血、协调五脏六腑之功能。八段锦虽然是全身运动，但呼吸并不急促，而保持固有的自然呼吸并增加呼吸深度，每天坚持锻炼，对于防治高血压、胃溃疡、糖尿病及许多慢性疾病有一定作用。

（3）导引功法

【具体做法】取自然盘坐式，左手覆按左膝，左肘外撑，右手抓握左肘尖，并向右回拉，与左肘外撑形成相互争力，两臂发力的同时上身略向右侧扭转，共做36次；再换右式，右式与左式动作相同，方向相反，亦做36次。

【注解】习练本式时，注意体内气机从足底涌泉发出，沿胫骨内侧向上，经阴部、小腹注入胸中。《素问·金匮真言论》记载："北风生于冬，病在肾，俞在腰股……冬气者，病在四肢。"冬季易受寒邪侵袭，多发肾脉病证。肾的精气输注于腰腿部，多发四肢部位的病证，故冬季的导引时多注意腰腿部的运动，并配合导引上肢，防止肾水过寒。

4. 情志养生

小雪时节天气变化大，天气阴冷，气压偏低，人体缺乏足够的光照，容易出现精神抑郁。现代医学研究发现，季节变化对抑郁症患者有直接影响，因为与抑郁症相关的神经递质中，脑内5－羟色胺系统与季节变化密切相关。一般来说，在春夏之交，5－羟色胺系统功能最强，秋冬季节最弱。当日照时间减少，引起抑郁症患者脑内5－羟色胺的缺少，人随之会出现失眠、烦躁、悲观、厌世等一系列症状。为避免此类情况的发生，小雪节气时人们最好多到户外晒太阳，以保持脑内5－羟色胺的稳定。也可多听听"羽调式"音乐以增添生活中的乐趣，缓解紧张情绪。清代医家吴尚说："七情之病，看花解闷，听曲消愁，有胜于服药者也。"足见音乐对人的精神影响之大。

5. 经络养生

中医认为小雪时节是藏精固肾的良好时机，冬季养护肾脏能达到事半功倍的效果，所以此节气可以选用穴位敷贴的方法使药物作用于相应穴位以达到益肾藏精、安神养志之效。

【选穴】至阳、肾俞、关元。

【定位】

至阳：在背部，后正中线上，第7胸椎棘突下凹陷中。

肾俞：位于第2腰椎棘突下，旁开1.5寸。

关元：在下腹部，前正中线上，脐中下3寸。

【操作方法】选用中药白芥子、甘遂、细辛、肉桂、香附等，将其研细成末，然后用姜汁调和后放入胶布中制成药贴，将药贴贴至相应的穴位上。敷贴时间一般正常成年人2～8小时，儿童1～2小时，如果局部出现过敏现象及时拿掉。

【注解】

至阳：至有极的含义。穴属督脉，位于背部，第7胸椎之下，督脉为阳经，背亦属阳，七乃阳数，三阳为极，因名至阳，选此穴以扶阳固本。

肾俞：是肾气输注之背俞穴，内应肾，具有滋补肾阴、温补肾阳、阴阳双补之特性，是补肾之要穴，凡肾气亏虚者皆可用之，临床常以补法为用。

关元：是小肠之募穴、足三阴经与任脉之会穴，又为三焦之气所生之处，藏精之所，为培元固本、补气益精、回阳固脱之要穴。

6.香疗附方——交通心肾安神枕

【组成及用法】夜交藤200克，合欢花60克，枣仁、柏子仁、五味子各30克。上为细末，相拌令匀，以生绢囊盛之，欲其气全，次用碧罗袋盛之如枕样，纳药直令紧实，置于盒子中，其盒形亦如此，纳药囊，令出盒子一寸半，晚来欲枕时，揭去盒盖，不枕即盖之，使药气不散，枕之日久，渐低，更入药以实之，或添黑豆，令如初，3～5个月后，药气散则换之。

【适应证】神经衰弱导致的失眠、心烦、心悸等症。

柏子仁，气清香，《本草纲目》记载："其气清香，能透心肾，益脾胃。"《本草从新》亦曰："辛甘而平。气香能透心脾，凡补脾药多燥，唯此香能舒脾而偏润，助脾药中兼用最妙。"柏子仁具养心气、润肾燥、安魂定魄、益智宁神等功效，同茯神、枣仁、生地黄、麦冬为浊中清品，主治心神虚怯、惊悸怔仲、颜色憔悴、肌肤燥痒，皆养血之功也；又取气味俱浓，浊中归肾，同熟地黄、龟板、枸杞子、牛膝，为封填骨髓，主治肾阴亏损、腰背重痛、足膝软弱、阴虚盗汗，皆滋肾燥之力也。味甘亦能缓肝，补肝胆之不足，极其稳当，但性平力缓，宜多用之为妙。因该品富含油脂，味甘质润，历代医家多认为其有养心血、润肠通便之效，认为便溏及多痰者慎用。而《神农本草经疏》却记载："其质虽润，而性却燥，未有香药之性不燥也……久服每致大便燥结，以芳香走气，而无益血之功也"，意为柏子仁为香药而性燥，久服可致大便燥结。

三、大雪

（一）养生歌诀

大雪进补春打虎，户外防寒睡眠足；

颈肩腰腿关节部，防寒保暖丹田腹；

蛋白脂肪糖维素，鸡狗羊肉脾肾补。

【歌诀释义】大雪时天气寒冷，在养生方面宜注意防寒保暖，尤其应避免颈肩、胸腹、腰腿等部位受寒；饮食上宜"进补"，可多吃富含蛋白质、糖、脂肪和维生素的食物，以补充因天寒而消耗的能量；可常食羊肉、狗肉、鸡肉、虾仁等食物以补脾肾阳气。

（二）节气特点

大雪节气时值每年公历的 12 月 7 日或 8 日，视太阳黄经达 255° 时开始。历书载："斗指甲，斯时积阴为雪，至此栗烈而大，过于小雪，故名大雪也。"《月令七十二候集解》曰："十一月节，大者盛也，至此而雪盛也。"可见，大雪节气和小雪、雨水、谷雨等节气一样，都是直接反映降水的节气。我国古代将大雪分为三候："一候鹖鸥不鸣；二候虎始交；三候荔挺出。"意思是说小雪时因天气寒冷，寒号鸟也不再鸣叫了；由于此时是阴气最盛时期，正所谓盛极而衰，阳气已有所萌动，所以老虎开始有求偶行为；荔挺（兰草的一种）也因感到阳气的萌动而抽出新芽。大雪节气时，除华南和云南南部无冬区外，我国大部分地区已进入寒冬，东北和西北地区平均气温已降至 −10 ℃，甚至更低；华北地区和黄河流域气温也达到 0 ℃以下。在强冷空气前沿冷暖空气交锋的地区会降大雪，甚至暴雪。

（三）养生原则

1.起居养生

（1）早睡晚起补睡眠

大雪时节养生应遵循《黄帝内经》"早卧晚起，必待日光"的原则，保证充足睡眠。早睡可养人体阳气，保持身体的温热；晚起可养阴气，待日出而起，躲避严寒，用睡眠状态养精蓄锐，使人体达到阴平阳秘，为来年春天生机勃发做好准备。

（2）胸腹腰腿重保暖

大雪节气天气寒冷，风寒之邪容易损伤人体，故应做好防寒保暖工作，尤其应保护好胸腹和关节部位。因为胸部受寒之后，易折伤体内阳气，从而引发心脏病；而腹部受寒则易引起胃肠疾病。因此，在大雪时节要重视胸腹部的保暖。除了胸腹，颈肩和腰腿部也是易受寒邪侵袭的部位。颈肩部受了风寒后，肌肉容易痉挛、疼痛，甚至还会牵扯到背部；腰为肾之府，肾为人体先天之本，腰部受寒冷刺激，易使局部血管收缩，血流减缓，引起腰部疼痛；腿部受寒则腿部肌肉容易发生收缩、痉挛，甚至引发膝关节炎。因此，大雪时节应格外重视以上部位的保暖，除了要穿些防寒的衣服，还应围上围巾以保护颈肩，必要时应戴上护膝以保护腿部。

2.饮食养生

大雪时节饮食宜"进补"。我国民间素有"冬季进补，开春打虎"的俗语，说明了冬季进补的重要意义。因为冬季是匿藏精气的时节，由于气候寒冷，人体的生理功能处于低谷，趋于封藏沉静状态，人体的阳气内藏、阴精固守，是机体能量的蓄积阶段，也是人体对能量营养需求较高的阶段。同时大雪时节人体的消化吸收功能相对较强，因此适当进补不仅能提高机体的免疫能力，还能使营养物质转化的能量最大限度地贮存于体内，有助于体内阳气的升发，为来年开春乃至全年的健康打下良好的物质基础。补法主要有两种：一是食补；二是药补。但俗话说得好，"药补不如食补"。因此，食补是冬季进补的主要方法。由于冬季寒冷，人体为了保存一定的热量，就必须增加体内糖、脂肪和蛋白质的分解，以便产生更多的能量满足机体的需要。因此，冬天应多吃富含蛋白质、糖、脂肪和维生素的食物，以补充因天寒而消耗的能量。也宜常食羊肉、狗肉、鸡肉、虾仁、桂圆、大枣等食物，这些食物中富含蛋白质和脂肪，产热量多，对于素体虚寒、阳气不足者尤宜。一些身体虚弱的人在食补的同时，也可以用补肾延年的药物进补，宜选择的中药有紫河车、蛤蚧、杜仲、人参、黄芪、阿胶、冬虫夏草、枸杞子等，可和肉类一起做成药膳食用，也可将以上中药浸泡成药酒，在寒冷的大雪时节适度饮用，可滋补肾阳、温通血脉，促进血液运行，帮助人体抵御寒气。

【茶饮食膳推荐】

①首乌菟丝子补骨脂茶

原料：何首乌 15 克，补骨脂 10 克，菟丝子 7 克，或按此比例搭配。

做法：清水 500 mL 烧开，放入上述药材。煮开后转小火续煮 30 分钟待药物成分析出，开盖捞出药材，再中火续煮浓缩 5 分钟，关火后倒出茶汁即可饮用。

功效：温补肾阳。

适应证：预防天气寒冷引发的肾阳虚症状。

注释：何首乌有补肝肾、益精血、乌须发、强筋骨之功效，可调理面色萎黄苍白、畏寒肢冷、腰膝酸痛等症；补骨脂主要调理肾阳不足；菟丝子也是补肾壮阳的常用药。

②二子延寿茶

原料：五味子 6 克，枸杞子 6 克，喜饮茶者可加乌龙茶 6 克，或按此比例搭配。

做法：沸水焖泡 30 分钟或煮开 15 分钟皆可，直接饮用。

功效：养肾阴，固元气。

适应证：用于经常应酬和熬夜，五脏皆虚的人群，起到补心肾、固元培本的作用。

注释：二子延寿茶具有补肾的作用。五味子能够收敛固涩、益气生津，常用于治疗肾虚、肾气不足等症状，五味子入五味补五脏，特别能补养心肾。枸杞子则可以滋补肝肾、益精明目，对于肾虚引起的腰膝酸软、头晕目眩等症状有很好的改善作用。二者均有养阴的作用，防止人体的元气外泄。

③党参枸杞粥

原料：党参 10 克，枸杞子 10 克，粳米 100 克，或按此比例搭配。

做法：上两味洗净，与淘洗干净的粳米一同煮粥即可。

功效：补肝，健脾，益肾。

适应证：面色苍白或者萎黄、乏力、头晕、心悸等气血两虚证。

注释：党参味甘，性平，主入脾、肺二经，有与人参类似的补益脾肺之气的作用，但药力较弱。冬季食用党参可以健脾补肺，用于治疗脾气虚弱、倦怠乏力、食少便溏等症。党参用来煮粥，可以养血生津，有气血双补之功，适用于气虚不能生血，或者血虚无以化气，而见面色苍白或者萎黄、乏力、头晕、心悸等症的气血两虚证。枸杞子能养肝、滋肾、润肺。粳米可益脾胃、除烦渴。三者合而煲粥，有补肝、健脾、益肾的功效，对气血亏虚者更佳。党参枸杞粥做法简单，食材容易寻到。

注意事项：不适用于感冒发烧、身体处于炎症急性期和腹泻的人群。

④当归生姜羊肉汤

原料：羊肉 500 克，当归 10 克，生姜片 40 克，盐 2 克，或按此比例搭配。

做法：羊肉倒入开水锅中，搅拌，煮沸，去血水，再捞出沥干。砂锅注水烧开，倒入当归和生姜片，放入羊肉，搅拌匀，盖上盖，小火炖 2 小时至羊肉软烂。揭开盖子，放盐搅拌调味，夹去当归和生姜片，关火，盛出煮好的汤料装入碗中即可。

功效：温补脾肾，养血润燥。

适应证：畏寒肢冷、腰酸乏力、腹中冷痛等症。

注释：羊肉味甘，性热，归脾、胃、肾经，具有健脾温中、补肾壮阳、益气养血的功效；当归味甘、辛，性温，归肝、心、脾经，具有补血、活血、止痛、润肠的功效；再搭配生姜温中散寒，具有温补脾肾、养血润燥的作用。

⑤醋泡黑豆

原料：黑豆 100 克，米醋 300 mL，或按此比例搭配。

做法：将黑豆放在平底锅内，以中火将黑豆煮至表皮爆开，再以慢火煮大约 10 分钟。把煮熟的黑豆放入密实瓶内，加入米醋，变凉后将瓶盖封好，放置阴凉处保存 10 天后，待黑豆吸收了醋，膨胀之后便可食用。

功效：补肾养血。

适应证：肾虚之症。

注释：醋泡黑豆在我国古文早有记载。1973 年发掘的马王堆汉墓出土的医学著作《五十二病方》中有关于醋豆之记载："黑豆煮醋，滋胃肾，小便癃闭。"我国民间也有醋泡豆之说。黑豆，味甘，性平，无毒，具有活血利水、祛风、清热解毒、滋养健血、补虚乌发的功能。黑豆色黑，形状似肾脏，所以称"黑豆乃肾之谷"。黑色属水，水走肾，黑豆具有补肾养血之功。肾虚的人食用黑豆可以祛风除热、调中下气、解毒利尿，可以有效地缓解尿频、腰酸、女性白带异常及下腹部阴冷等症状。《本草纲目拾遗》言其"服之能益精补髓，壮力润肌，发白后黑，久则转老为少，终其身无病"。

注意事项：黑豆具有高蛋白、低热量的特性，过食则不易消化，易引起腹胀等症状，胃肠功能不佳者不宜食用。

⑥山药炒木耳

原料：山药200克，木耳150克，大蒜头2瓣，或按此比例搭配，植物油、盐适量。

做法：山药去皮切片，木耳泡发，放入开水里焯一下，锅里加油，烧至七成热，放入蒜瓣炒香，放入木耳和山药，炒3分钟后放盐，把盐炒匀，起锅装盘即可。

功效：健脾养胃，滋肾益精。

适应证：对脾虚腹泻及冠心病、心脑血管疾病人群颇为有益。

注释：山药及木耳均味甘，性平，山药具有补脾养胃、生津益肺、补肾涩精之功，常用于有脾虚食少、泄泻便溏、白带过多等症状的人群。木耳久服能和血养荣，润肺补脑，益气强志。现代医学研究发现，木耳中含有一种抗凝血作用的物质，对冠心病、心脑血管疾病患者颇为有益。两种食材的融合不仅色香味美，制作简单，可以帮助大家抵御冬寒，提高免疫力，又可以预防冬季的高发病，是很好的一道冬季膳食。

3. 运动养生

大雪节气可选择动作幅度较小的有氧运动，如快走、慢跑、跳绳、爬楼梯、散步、太极拳等，在运动前一定要做好热身活动。因为该节气天气寒冷，人体各器官系统保护性收缩，肌肉、肌腱和韧带的弹力和伸展性降低，肌肉的黏滞性增强，关节活动范围减小，身体容易发僵、不易舒展。如果不做热身活动就锻炼，往往会造成肌肉拉伤、关节扭伤。因此，大雪节气进行健身锻炼，尤其是在室外锻炼时，首先应做好充分的热身活动。

【运动推荐】踏步摆臂运动。

【具体做法】每天晚上餐后30分钟再练习。自然站立，两脚左右分开约与肩同宽，膝关节稍屈，两臂伸直外展平举，手心朝上，指尖朝上，抬腿原地踏步走10分钟，同时上下齿相叩36次后绕舌左右3圈，待津液满口分3

次咽下，意想把津液送至丹田；在原地做小跑式运动，前后摆动双臂10分钟。

4.情志养生

大雪时节人的情绪易处于低落状态，故应注重精神调养。此时的精神调养应着眼于"藏"，即要保持精神安静，防止季节性情感障碍。改变低落情绪的较好方法是多晒太阳，同时加强体育锻炼，尽量避免紧张、易怒、抑郁等情绪的发生。

5.经络养生

（1）节气灸

艾灸通过给人体腧穴温热性刺激以预防感冒、疏经通络、祛除寒湿等。

【选穴】大椎、心俞、命门、三阴交。

【定位】

大椎：在后背正中线上，第7颈椎棘突下凹陷中。

心俞：在背部，第5胸椎棘突下，旁开1.5寸。

命门：位于第2、第3腰椎棘突间。

三阴交：位于小腿内侧，踝关节上3寸。

【操作方法】采用温和灸和雀啄灸相结合，每次每个穴位治疗时间大概在10分钟，以灸到红润为度，以有热感内传为佳。

【注解】大椎为手足三阳、督脉之会，督脉为诸阳之海，统摄全身阳气，而太阳主开、少阳主枢、阳明主里，故本穴可清阳明之里、启太阳之开、和解少阳以驱邪外出而主治全身热病及外感之邪。心俞系心之背俞穴，内应心脏，是心气转输、输注之穴。心主血，藏神，心俞有理气和血、化痰宁心、安神之功，主治心脏疾病。大雪时节心血管病高发，故选择心俞预防疾病发生。命门中的命指生命，门指门户。命门在第2腰椎棘突下，两肾俞之间，当肾间动气处，为元气之根本，生命之门户。此穴有培元固本、强健腰膝之功效。三阴交的交是交会的意思，有三条"阴"的经脉，交会在一起，即肝、脾、肾经。肝统管人体的气机，具有疏泄的功能；脾是后天之本，气血生化的源头；肾为先天之本，藏先天的经气，主人体的生长发育、骨骼强壮等，故选择三阴交以补虚培本。

（2）点按穴位

【定位】

太溪：位于足内侧，内踝后方和足跟骨肌腱之间的凹陷处。

涌泉：在人体足底，位于足前部凹陷处第2、第3趾趾缝纹头端与足跟连线的前1/3与后2/3交点上。

【操作方法】睡前30分钟用艾叶、老姜熬制药汁与白醋混匀后泡脚（水没过足踝上3寸三阴交处）10～15分钟。然后平躺在床，左脚搭在屈曲呈拱桥状的右膝上，用右手拇指按揉（一按三揉）太溪、涌泉10分钟后用相同方法按揉另一侧太溪、涌泉，以有酸胀感、足底部有热感为佳。

【注解】太溪是肾经上的原穴。按压太溪能够调动起肾经原动力，促使气血充盛，上达于面，下行于足。涌泉为全身腧穴的最下部，乃是肾经的首穴，《黄帝内经》曰："肾出于涌泉，涌泉者，足心也。"在人体养生、防病、治病、保健等各个方面显示出涌泉的重要作用。二穴结合按揉起到补益肾气、滋阴固本之效，尤其适合手脚冰凉者。

6.香疗附方——药棉肚兜

【组成及用法】补骨脂、吴茱萸、煨肉豆蔻、附子、五灵脂、炒蒲黄、赤石脂、罂粟壳各30克，五味子、白芍各20克，乌药60克，共为细末，制成棉肚兜，穿在身上，护住脐部及下腹部，日夜不去，以病愈为度。

【适应证】慢性虚寒性腹泻腹痛，如慢性肠炎、结肠炎等。

补骨脂，性温，微有香气，始载于《开宝本草》，因其能补肝壮肾、益精填髓，故名补骨脂，本品以其形、其色、其气、其味入药，其色黑入下焦，其豆形如肾，入肾；其气香、味辛、性温，故补肾助阳，主冷劳诸劳、风虚冷、腹中冷、骨髓伤败。《本草纲目》记载："治肾遗，通命门，暖丹田，敛精神。"补骨脂虽有暖丹田之力，但也有香药之辛香燥烈、伤阴助火之弊，若使用不当，亦会出现阴虚火旺、肠燥不通的现象，正如《得配本草》所言："阴虚下陷，内热烦渴，眩运气虚，怀妊温燥气降。心胞热、二便结者，禁用。"

四、冬至

（一）养生歌诀

冬至夜长晨接阳，防寒保暖添衣裳；

脚暖曝背勤搓手，节欲护肤畅血流；

户外锻炼太极扬，忌辣燥热坚果尝。

【歌诀释义】冬至日北半球白天最短、夜晚最长，这一天阳气始生。养生方面应注意防寒保暖，宜勤搓手、常晒背、暖双足；饮食方面宜多食坚果，少食辛辣燥热食物；常做八段锦、太极拳等平和的运动以养生。

（二）节气特点

冬至俗称"冬节""长至节""亚岁"等，是我国农历中一个非常重要的节气，也是二十四节气中最早制定的一个。冬至时逢每年公历的 12 月 21 日至 23 日，从太阳黄经达 270° 时开始。这一天太阳直射南回归线，北半球白天最短、夜晚最长。《月令七十二候集解》曰："十一月中，终藏之气，至此而极也。"《恪遵宪度抄本》曰："阴极之至，阳气始生，日南至，日短之至，日影长之至，故曰冬至。"我国古代将冬至分为三候："一候蚯蚓结；二候麋角解；三候水泉动。"传说蚯蚓是阴曲阳伸的生物，此时阳气虽已生长，但阴气仍然十分强盛，土中的蚯蚓蜷缩着身体；麋与鹿同科，却阴阳不同，古人认为麋的角朝后生，所以为阴，而冬至一阳生，麋感阴气渐退而解角；由于阳气初生，此时山中的泉水可以流动并且温热。冬至之前，经过了夏秋两季，地面储存的热量仍有存余，直到冬至，地上还有积蓄的热量向空中散发，因此近地面气温还没有降到最低。冬至之后，虽然太阳逐渐北移，但因为地面得到的热量少，而向空中散发的热量多，所以气温会继续下降。冬至时我国北京平均气温已降至 0 ℃以下，南方地区也只有 6 ～ 8 ℃。

（三）养生原则

1.起居养生

（1）勤搓手防感冒

在寒冷的冬至时节，常搓手对健康大有裨益。人的手上有很多重要穴位，如劳宫、鱼际、合谷等。通过揉搓手掌、揉按手指可充分刺激位于手心的劳宫，让心逐渐兴奋起来；经常刺激位于双手拇指根部隆起处的鱼际，可疏通经络，增强呼吸系统功能，预防感冒。搓手时宜双手抱拳，双手从虎口接合，两手捏紧，再移动双手转动，使其在转动过程中各部分互相摩擦。搓手时间可长可短，贵在每天坚持。

（2）常晒背以养阳

背部是人体的阳中之阳，风寒之邪极易通过背部侵入人体而引发外感性疾病、呼吸系统疾病和心脑血管疾病。冬至时节天气寒冷，在阳光充足的时候，经常晒晒后背有助于补益身体阳气。除此之外，适当接受紫外线照射，可使人体皮肤产生维生素 D，促进钙在肠道中吸收，从而使摄入的钙更有效地吸收，能有效预防骨质疏松。

（3）暖双足防体寒

肾为人体先天之本，主宰着人的生长、发育和生殖，而足少阴肾经循行于足底。脚亦是人体经脉汇集之处，12 条正经中有足三阳经终止于足，足三阴经起始于足，分布于脚部的穴位有 60 多个，故脚与人体健康关系密切。俗话说"寒从脚下起"，脚部一旦受寒，会导致机体抵抗力下降，引起感冒、腹痛、腰腿痛、女性痛经等病证，故寒冷冬至时节应格外重视脚部保暖。除了要穿着保暖性能好的鞋袜，平时还要多活动双脚，可常进行跑步、竞走、散步等运动，并应养成泡脚的习惯。晚上睡觉前，用热水烫一烫脚，既能御寒，又能有效地促进局部血液循环，增加脚的营养供给，保持皮肤柔软，减轻下肢的沉重感和全身疲劳。

2.饮食养生

（1）饮食忌辛辣燥热

"气始于冬至"，因此冬至是养生的大好时节。此时在饮食方面宜多样化，注意谷、肉、蔬、果合理搭配；宜清淡，不宜过食辛辣燥热、肥腻食物。

（2）可常食坚果

冬至时节可多食些坚果。因为坚果性偏温热，在其他季节吃容易上火，而冬至时天气较冷，多数人吃后不存在上火。虽然坚果的油脂成分多，但都是以不饱和脂肪酸为主，因此有降低胆固醇、治疗糖尿病及预防冠心病等作用；坚果中含有大量蛋白质、矿物质、纤维素等，并含有大量具有抗皱纹功效的维生素 E，因此对防老抗癌都有显著帮助；坚果还有御寒作用，可以增强体质，预防疾病。当然吃坚果也要适量，并且应因人而异。

【茶饮食膳推荐】

①干姜枸杞茶

原料：干姜、枸杞子各 10 克，菊花 3 克，或按此比例搭配。

做法：锅中加水 500 mL，煮沸后放入上述药材。待水烧开后转小火继续熬 10 分钟左右即可，搭配菊花，可避免上火。

功效：补肾，温中。

适应证：肾阳虚衰引起的畏寒肢冷、腰膝酸软疼痛、倦怠乏力等症。

注释：干姜温脾、肾、心、肺四脏，守而不走，固阳气于内；枸杞子补益肝肾，明目；搭配上菊花可清肝明目。

②木香灵脾茶

原料：木香 5 克，仙灵脾 5 克，或按此比例搭配。

做法：加水 500 mL，煮沸后放入上述药材。待水烧开后转小火继续熬 25 分钟左右即可。

功效：温肾健脾，消食健骨。

适应证：受凉腹泻、肾虚腰腿痛、胃胀、胃痛、消化不良等症。

注释：木香味辛，性温，归肺、脾经，具有行气止痛、健脾消食的功效。仙灵脾又称淫羊藿，味辛、甘，性温，归肾、肝经，具有补肾壮阳、强筋健骨、祛风除湿的功效。二者合用可温肾健脾、消食健骨。

③桂圆茶

原料：带壳桂圆5粒。

做法：将带壳桂圆破开，放入杯中，用开水冲泡20分钟后，即可饮用。

功效：补心安神，养血益脾。

适应证：用于体质虚弱的老年人、记忆力低下者、头晕失眠者、女性食用，对于现代生活节奏快的脑力劳动者尤为适合。

注释：桂圆壳是一味良药，味甜，性温，无毒，具有祛风散邪、聪耳明目之功效，可预防头晕、耳鸣等病。桂圆干又称龙眼肉，具有补心安神、养血益脾的功效，可治疗神经衰弱、失眠健忘、惊悸怔忡、脑力衰退。历朝历代都把龙眼肉归为药中上品或补益类。据《本草纲目》记载，桂圆"久服可强魄聪明，轻身不老，通神明，开胃益脾，补虚长智之功效"。《开宝本草》里记载"归脾而能益智"。此茶可从立冬一直喝到立春，能起到补养气血的作用。因为秋冬养阴、养气血，桂圆就是一味非常适合的中药。服用桂圆之后，可能会产生"上火"症状。如果有这种症状，一个方法就是停喝两天；另外一个方法，可以加麦冬3～5克泡水喝，麦冬偏凉性，可以抑制桂圆的热性，两者起到协调作用。

④黄芪鸡汤

原料：鸡肉块500克，黄芪20克，陈皮、大枣各10克，姜片、葱段各少许，盐2克，料酒7 mL。

做法：炖鸡之前，先烧一锅开水，将鸡肉块入锅焯水，去除血水去腥，大枣和陈皮用清水冲洗一下。黄芪用清水浸泡5分钟，之后捞出冲净沥干。重新坐锅加开水，将焯好的鸡肉块放入的同时放入黄芪、大枣、陈皮、姜片，汤沸后，改小火细煨2小时，最后放盐调味。

功效：温中益气。

适应证：产后体虚、面色萎黄、乳汁过少、易出虚汗等症。

注释：黄芪可补气健脾、益肺止汗，又可补虚固表。鸡肉味甘，性温，能温中健脾、补益气血。

⑤景天酒

原料：红景天 50 克，枸杞子 30 克，淫羊藿 50 克，50° 的高粱白酒 1000 mL。

做法：各味配料洗净，同置容器中，密封，浸泡 2 周后即可开封取用。每次服 10 mL，每日中餐服用 1 次即可。

功效：益气补肾，增强体力。

适应证：用于冬季尤其是腊月身体疲累、畏寒肢冷的调补。

注释：红景天是我国名贵民族药材之一，被誉为"藏人参"。《神农本草经》中将红景天列为药中上品，言其有"轻身益气、不老延年"的功效，"主养命以应天，无毒，多服久服不伤人"。其味甘，性凉，归脾、肺二经，有健脾益气、清肺止咳、活血化瘀的作用。主治脾气虚衰、气血不足所致的倦怠乏力、女性带下、头晕面黄、心悸气短，肺阴不足引起的咳嗽咳痰、痰黏难咳或咳痰带血，以及血瘀所致的胸痹心痛、中风偏瘫。此酒以红景天为主，配合滋补肝肾、补血益精的枸杞子，补肾壮阳的仙灵脾而成，全方合用，有益气补肾、增强体力的功效。中老年男性经常饮用有强体增力的功效。

注意事项：不善饮酒者不宜。

3. 运动养生

冬至时阴气旺盛到了极点，阳气开始生起，并逐渐旺盛。由于阳是从阴生出，只有当阴足够旺盛时，阳气才能升发得更好。因此，冬至后应注意运动不可过多，要在动中求静。假如一个人平时运动较多，在冬至前后就应适当减少运动量，这样才能更好地适应大自然的变化，对身体也更好。冬至时可常做八段锦、太极拳等平和的运动以养生。

【运动推荐】导引功法——自我牵引式。

【具体方法】自然站立放松，两腿打开平肩宽，双手掌重叠放于丹田部，双膝轻轻下沉时用鼻深吸气，两手中指尖相对慢慢从腹部、胸部上抬，到达颈部时向内—下—前—上方向翻掌，再上举过头顶，头后仰，眼看双中指尖，整个脊柱处于直立牵拉状，憋气5～10秒后头回正、眼看前方，双手打开从两侧慢慢放下，口呼气，双手回到丹田停留片刻再重复动作，9次为1个循环，每天睡前2个循环。练习本式功法时将意念贯注于导引动作之中。

【注解】冬至运动应当以静为主，动中求静，通过导引功法来进行经络保健能够帮助人体升发阳气，但是过度升发反而会耗散阳气。本式通过脊柱、肢体、呼吸动作能够导引气血运行于全身，拉伸脊柱，调理三焦，防治冬至时节的寒湿之邪积滞关节、脏腑，既能濡养肾阴，又可助阳补肾，顺应了冬至时节阴盛至极而一阳始生的特点。

4. 情志养生

在精神调养方面，要尽量保持精神畅达乐观，不为琐事劳神，不要强求名利、患得患失。合理用脑，有意识地发展心智，培养良好的性格，时刻保持快乐、平和心态，振奋精神，在日常生活中发现生活的乐趣，消除冬季的烦闷。

5. 经络养生

冬至是"三九"天的开始，三九贴疗法是依据中医学"夏养三伏，冬补三九"的理论，在一年最冷的日子里，以辛温药物敷贴特定穴位，借助药物对穴位的刺激以激发经络、调整气血，使人体阳气更加充沛、提升抗寒能力以增加机体抗病能力。

【选穴】大椎、脾俞、肾俞、关元、足三里。

【定位】

大椎：在后背正中线上，第7颈椎棘突下凹陷中。

脾俞：在背部，第11胸椎棘突下，旁开1.5寸。

肾俞：位于第 2 腰椎棘突下，旁开 1.5 寸。

关元：在下腹部，前正中线上，脐中下 3 寸。

足三里：位于小腿外侧，犊鼻下 3 寸，距胫骨前嵴外一横指处，犊鼻与解溪连线上。

【操作方法】选用中药白芥子、甘遂、细辛、肉桂、当归等，将其研细成末，然后用姜汁调和后放入胶布中制成药贴，将药贴贴至相应的穴位上。敷贴时间一般正常成年人 2～8 小时，儿童 1～2 小时，如果局部出现过敏现象及时拿掉。

【注解】大椎为手足三阳、督脉之会，督脉为诸阳之海，统摄全身阳气，而太阳主开、少阳主枢、阳明主里，故本穴可清阳明之里、启太阳之开、和解少阳以驱邪外出而主治全身热病及外感之邪。脾俞为脾之背俞穴，是脾气转输于后背的部位，有健脾和胃、利湿升清的作用；肾俞是肾气输注之背俞穴，具有滋补肾阴、温补肾阳、阴阳双补之特性，脾肾双补，系"先天之本辅助后天之本、后天之本滋养先天之本"之意。关元是小肠之募穴、足三阴经与任脉之会穴，又为三焦之气所生之处，藏精之所，为培元固本、补气益精、回阳固脱之要穴。足三里乃足阳明胃经之合穴，土中之土。胃为仓廪之官，水谷之海，主纳谷，故贴敷足三里能升阳益胃、强壮脾肾、调和气血、益先后天之气。

6. 香疗附方——金主绿云香

【组成及用法】沉香、蔓荆子、白芷、没食子、躅花、生地黄、零陵香、附子、防风、覆盆子、诃子肉、莲子草、芒硝、丁皮各等份。上药洗净晒干各细锉，每用 15 克，入卷柏 15 克，炒黑，以绢袋盛入瓷罐内，以清香油浸药，厚纸封口 7 日。每遇梳头，净手蘸油摩顶心令热，入发窍。

【适应证】脱发、白发者。

沉香，气雄横行，纯阳而升，体重而沉，始载于《名医别录》，列为木部上品，历代本草均有记载。因系木的心节，置水中则沉，气香，故名。从古代开始我国就对香文化尤为重视，论用香之奢靡者，不得不提晋代之富豪石崇，曾以沉香甲煎熏厕，内设华帐茵褥，令人误以为是卧室。后有隋炀帝杨广，一夜燃尽沉香二百余乘，香闻数十里。且论用香之华丽富贵者，大唐杨贵妃曾在沉香庭斜倚栏杆，被诗人李白写进《清平调》。而外戚杨国忠更以沉香为阁，檀香为栏，麝香、乳香和泥为壁，打造轰动一时的四香阁。《药品化义》记载："沉香纯阳而升，体重而沉，味辛走散，气雄横行，故有通天彻地之功，治胸背四肢诸痛及皮肤作痒。"沉香气芳香走窜，味辛行散，善于散胸腹阴寒、行气止痛；质重性降，善降胃气而止呕；同时能温肾纳气、降逆平喘，是一味重要的理气药。

五、小寒

小寒的天气特点是天已寒，正值隆冬"三九"，因此有"小寒胜大寒"的说法。养生的重点可概括为"一藏，二养，三防寒"，即首先要保护和收藏体内的"阳气"，保障身体各项功能正常运转；其次是滋养自己的身体，储存足够的能量和阳气来度过寒冷的冬天；另外还要防止寒气侵扰机体，避免机体受损伤。

（一）养生歌诀

小寒慢跑跳踢毽，畅达乐观防肾寒；

三九温补食药疗，参芪首乌归阿胶；

滋阴潜阳肝血养，固肾养心羊肉尝。

【歌诀释义】小寒节气适宜进行慢跑、跳绳、踢毽子等运动锻炼，要保持情绪乐观、心情舒畅；注意防寒养肾，可以适当多吃羊肉以温补，可少配服人参、黄芪、何首乌、当归、阿胶等中药，以补气补血、滋补肝肾。

（二）节气特点

小寒是一年二十四节气中的第二十三个节气。小寒时，太阳黄经达

285°，时值公历1月6日左右。所谓"小寒"，是与最后一个节气"大寒"相对比而言的。小寒之后，我国天气开始进入一年中最寒冷的时段。历书曰："斗指戊为小寒，时天气渐寒，尚未大冷，故为小寒。"虽然从字面上理解，大寒要比小寒冷，但在气象记录中，小寒却比大寒冷，因为小寒节气正处在"出门冰上走"的"三九"寒天，之所以不叫大寒叫小寒，是因为节气起源于黄河流域，《月令七十二候集解》云："月初寒尚小……月半则大矣"，按当时的情况延续至今而已。我国古代将小寒分为三候："一候雁北乡；二候鹊始巢；三候雉始鸲。"一候阳气已动，所以大雁开始向北迁移；二候北方到处可见到喜鹊，并且感觉到阳气而开始筑巢；三候雉在接近四九时会感阳气的生长而鸣叫。小寒正处"三九"前后，俗话说"冷在三九"，其严寒程度也就可想而知了。各地流行的气象谚语，可做佐证，如华北一带有"小寒大寒，滴水成冰"的说法，江南一带有"小寒大寒，冷成冰团"的说法。

（三）养生原则

1.起居养生

（1）早睡晚起

《素问·四气调神大论》曰："早卧晚起，必待日光。"早睡可以养人体的阳气，晚起可以养人体的阴气，使身体内的阴阳维持平衡。

（2）尽量减少晚间外出活动次数，以免伤阳

小寒是一年中最冷的节气之一，此时着衣应以保暖为第一要务，尤其是头颈、背、手脚等易受凉的部位要倍加呵护。因为头颈部接近心脏，血流量大，向外发散热量多；手脚远离心脏，血液供应较少，表面脂肪很薄，是皮温最低的部位，所以，小寒时节最好戴上帽子、手套，扎上围巾等。民间有"冬天戴棉帽，如同穿棉袄"的说法，提示我们冬天注意头部保暖的重要性。

2.饮食养生

俗话说"小寒大寒，冷成冰团"，进入小寒节气，就已进入数九寒天，饮食上要以"补"为主。民谚有"三九补一冬，来年无病痛"之说，说明冬

季进补的重要性。小寒饮食应以温补为主，尤其要重视"补肾防寒"。中医认为，肾为"先天之本"，肾藏精，主生长、发育和生殖，若肾虚就会引起脏腑功能失调，是产生疾病的重要因素之一。小寒节气补肾可提高人体生命原动力，帮助机体适应严冬气候的变化，羊肉是小寒节气温补的首选食物。补肾还应注意时间，中医认为，养生不仅有季节区别，还有时辰区别。酉时即17～19点是肾经当令，此时补肾可达到较佳效果。因此，食用羊肉或其他药膳选在晚餐时间，更能起到最佳的补肾效果。

【茶饮食膳推荐】

①子参肉桂茶

原料：太子参20克，肉桂10克，炙甘草6克，或按此比例搭配。

做法：准备500 mL水，水开后放入上述材料，熬开后用小火继续熬20分钟即可。

功效：助阳益气。

适应证：脾虚食欲不振、倦怠乏力、气短、肢冷等症。

注释：太子参味甘、微苦，性平，归脾、肺经，具有补气生津的功效，主治脾虚食少、倦怠乏力、心悸盗汗、肺虚咳嗽、津亏口渴等症。肉桂性大热，有补火助阳、散寒止痛、活血通经的功效。

②地黄茶

原料：熟地黄12克，山萸肉12克，山药12克，茯苓9克，泽泻3克，牡丹皮3克，红茶2克，或按此比例搭配，蜂蜜适量。

做法：将熟地黄、山萸肉、山药、茯苓、泽泻、牡丹皮研成粗末。将药末和红茶放入杯中，用开水冲泡，去渣取汁后，加入蜂蜜，即可饮用。

功效：滋阴补肾，养肝健脾。

适应证：适合腰膝酸软、头晕目眩、耳鸣耳聋、盗汗遗精者饮用，但脾胃虚弱、消化不良、阳虚畏寒、大便溏泄者不宜服用。

注释：此茶源自经典方剂"六味地黄丸"。方中熟地黄具有养血补虚、滋阴补肾的功效；山萸肉具有补益肝肾、涩精固脱的功效；山药具有健脾补肺的功效；泽泻具有利水渗湿、泄热通淋的功效；牡丹皮具有清热凉血的功效。合而用之，具有滋阴补肾、养肝健脾的功效。

③菟丝枸杞粥

原料：菟丝子、枸杞子各20克，粳米100克，或按此比例搭配，白砂糖适量。

做法：菟丝子洗净后捣碎，加水煮，煮开30分钟后去渣取汁。枸杞子用温水泡至回软。粳米淘洗干净，用冷水浸泡半小时，捞出，沥干水分。将枸杞子、粳米加入菟丝子汁中，用大火煮沸，再改用小火熬煮，煮至粳米熟软，加入白砂糖调味，稍煮片刻即成，直接食用。

功效：补脾益肾。

适应证：用于体虚之人，冬季眩晕乏力、两目干涩、腰酸背痛、大便稀软等症状的调补，也适用于脾虚湿盛、肾虚阳弱所致大便不调、形体消瘦、面色萎黄、肢体浮肿、小便不利、畏寒肢冷等病证的调治。

注释：菟丝子味辛、甘，性平，入肝、肾、脾经，具有补肝益肾、固精缩尿、明目、安胎、止泻的功效，主治腰膝酸软、耳鸣眼花、阳痿遗精、小便频数，以及肾虚胎漏、胎动欲坠与脾虚泄泻等病证。《本草汇言》中对其给予高度评价："菟丝子，补肾养肝，温脾助胃之药也。但补而不峻，温而不燥，故入肾经，虚可以补，实可以利，寒可以温，热可以凉，湿可以燥，燥可以润。"枸杞子味甘、性平，入肝、肾经，具有补肾益精、养肝明目之功效。本方以菟丝子、枸杞子为主，合入补中益气、健脾和胃、止泻止痢的粳米组成。全方具有补脾益肾、止泻止痢的功效，同时有不温不燥的特点。

④山药羊肉汤

原料：山药150克，羊肉200克，生姜15克，枸杞子20克，或按此比例搭配，盐、味精各适量。

做法：羊肉洗净、切成块，山药去皮后也切块，生姜切成片，枸杞子泡发好。锅中放入羊肉、山药、姜片，再加入没过食材的水，大火煮沸，转小火慢炖至羊肉熟，加入枸杞子，续炖至羊肉软烂，加调料即成。

功效：补血养颜，温阳强身。

适应证：用于阳虚人群，易腹泻、倦怠、感冒等症。

注释：山药可提供给人体大量的黏蛋白，可预防导致心血管系统疾病的脂肪沉淀，防止动脉硬化过早发生，其中的糖胺聚糖与无机盐结合，可形成骨质，让软骨具有弹性，且此膳具有补血、养颜、强身、通便之功效。羊肉性温热，具有补肝明目、温补脾胃、补血温经的功效，在《本草纲目》中被称为补元阳、益血气的温热补品。

⑤当归生姜羊肉汤

原料：羊肉 500 克，当归 10 克，姜片 40 克，盐 2 克，或按此比例搭配。

做法：羊肉倒入开水锅中，搅拌，煮沸，去血水，再捞出沥干。砂锅注水烧开，倒入当归和姜片，放入羊肉，搅拌匀，盖上盖，小火炖 2 小时至羊肉软烂。揭开盖子，放盐搅拌调味，夹去当归和姜片，关火，盛出煮好的汤料装入碗中即可。

功效：温补脾肾，养血润燥。

适应证：畏寒肢冷、腰酸乏力、腹中冷痛等症。

注释：羊肉味甘，性热，归脾、胃、肾经，具有健脾温中、补肾壮阳、益气养血的功效；当归味甘、辛，性温，归肝、心、脾经，具有补血、活血、止痛、润肠的功效；再搭配生姜温中散寒，具有温补脾肾、养血润燥的作用。

⑥胡桃阿胶膏

原料：阿胶 250 克，核桃肉、黑芝麻、桂圆肉各 150 克，大枣肉 500 克，黄酒 50 mL，冰糖 250 克，或按此比例搭配。

做法：黑芝麻炒熟、碾碎，核桃肉、桂圆肉、大枣肉切小粒。阿胶打碎用黄酒浸泡 5 ～ 7 天，然后与黄酒一起放在砂锅或陶瓷容器中，隔水蒸至阿胶完全融化，再将芝麻碎与核桃、桂圆、大枣粒放入锅中搅拌均匀，调入冰糖，待冰糖完全融化立即关火。将做好的阿胶膏放凉贮存在干净的容器中密封即可。空腹食用，每次吃1汤匙，1日1次。

功效：养血美容，补肾抗衰。

适应证：血虚、肾虚之人的冬令进补。

注释：本方以补血滋阴的阿胶为主，配合补肾益精、强壮腰膝、润肠通便的核桃，补肝益肾、益精补血、除燥通便的黑芝麻，补益心脾、益智宁心的桂圆，补脾和胃、益气养血的大枣组成。冰糖既可调味，又有润肺止咳、清痰祛火的作用。黄酒可将阿胶等所用物料的有效成分溶解出来，易于人体消化吸收。经常食用，有改善睡眠、增强体力、减少怕冷症状及美容乌发、养颜靓肤等保健功效。

3. 运动养生

民间有谚语说："冬天动一动，少闹一场病；冬天懒一懒，多喝药一碗。"小寒节气应适量运动，可以根据自身情况选择慢跑、跳绳、踢毽子等运动方式，但运动时务必注意不要大汗淋漓，以免使阳气外泄。运动前，一定要做好充分的准备活动。因为此时气温很低，体表的血管遇冷收缩，血流变缓，肌肉黏滞性增高，韧带的弹性和关节的灵活性降低，极易发生运动损伤。另外，锻炼时间最好安排在下午。因为心血管病的发病高峰一般集中在上午6～12点，此时人体血小板聚集率高，容易形成血栓，加之上午体内肾上腺素浓度增大，易引起冠状动脉收缩甚至痉挛，如果此时再进行运动，特别是运动量过大，易造成冠状动脉痉挛或形成血栓，诱发冠心病、中风等心脑血管疾病。

4. 情志养生

中医认为，肾主水，藏精，在志为惊与恐，与冬令之气相应。《素问·六节藏象论》曰："肾者主蛰，封藏之本，精之处也。"心主火，藏神，只有水火相济，心肾相交，方可神清心宁。因此，在小寒之时，应调养心肾，以保精养神。《素问·四气调神大论》指出:"使志若伏若匿,若有私意,若已有得。"就是要人们避免各种不良的干扰刺激,处于"恬淡虚无,真气从之"状态,方可使心神安静自如,含而不露,秘而不宣,给人以愉悦之美。小寒时节寒风凛冽,阴雪纷纷,易扰乱人体阳气,使人萎靡不振。现代医学研究表明,冬天日照减少,易引发抑郁症,使人情绪低落,郁郁寡欢,懒得动弹。为了避免以上情况,在阳光较好的时候,我们尽量到外面多晒太阳,多参加丰富多彩的文体娱乐活动,并注意动静结合。动可健身,静可养神,体健神旺,可一扫暮气,振奋精神。

5. 房事养生

小寒正是一年最冷时,也是生机潜伏、万物收藏之时。在房事方面,人也应顺应自然之规律,以"藏"为主。《黄帝内经》曰:"冬不藏精,春必病温。"小寒时气候非常寒冷,人体需要许多能量来御寒,而性生活会消耗很多能量,不利于养肾防寒。因此,小寒时应减少房事次数,以养肾精。另外,在进行性生活时切记勿受寒。

6. 经络养生

(1)火龙灸

民间有句谚语"冷在三九",由于小寒处于隆冬"三九"的中间段,为全年最冷的时节,所以小寒节气养生格外重要,可以运用改良火龙灸来激发人体阳气。

【施灸部位】督脉和督脉两侧足太阳膀胱经。

【操作方法】

①嘱患者放松,选择俯卧体位,充分暴露施灸部位;②在施灸部位的四周,平铺干治疗毛巾,有防止烫伤和保暖作用;③将用中药浸泡好的纱布条取出,摆放在施术部位上,然后再铺盖一条4～6层的温湿治疗毛巾;④用95%的酒精20 mL,缓慢而均匀、自上而下地喷洒在治疗巾上;⑤用打火机点燃施灸部位的酒精,可以看到施灸部位形成一条"火龙",10～20秒后(或

患者有温热感时）立刻用湿毛巾从侧面扑灭火龙，停留约 10 秒后，用手指由上至下点按夹脊、膀胱经俞穴，以激发经气。这是 1 个治疗循环。⑥重复操作以上循环 9 次，并注意观察施灸部位的肤色，以局部潮红，或局部有汗为度。⑦治疗结束后，嘱患者注意保暖，勿暴露施灸部位，配合饮用 200 mL 温开水更佳。

【注解】改良火龙灸通过其三大特点——特殊的部位（背部督脉、膀胱经）、特制药酒、特殊的手法，对全身脏腑、经络、四肢起到温、通、调、补之功。从颈椎至尾骨即人体督脉所在，而督脉既是阳脉之海，亦是十二经脉之海，总督一身阳气，全身经脉的阳气汇聚在督脉，督脉再把这些阳气输送散布至全身体表的肌肤腠理，发挥其温煦机体、抵御外邪的功能。另外，足太阳膀胱经走行的背部分布对应着五脏六腑的背俞穴，通过对督脉和足太阳膀胱经进行大面积且温热作用深透的火龙灸及药力刺激，从而激发温补督脉、膀胱经之阳气，促进人体对温阳活血药液的吸收，达到激发经气、温通气血、通络开痹、活血化瘀、调和脏腑阴阳、强壮元阳、透邪外出等功效，同时可以防病治病、调节人体免疫功能。

（2）经络按摩

人体经络将五脏六腑、四肢百骸、皮肉筋骨等有机地联系起来，气血得以散布全身，所以通过经络穴位保健是众多保健方法之首，正确的经穴保健可以起到事半功倍的效果。

1）敲肺门

【定位】

中府：位于胸前壁外上方，前正中线旁开 6 寸，平第 1 肋间隙处。

云门：位于胸部，锁骨下窝凹陷中，肩胛骨喙突内缘，前正中线旁开 6 寸。

【操作方法】用左手四指（拇指、示指、中指、无名指）指尖缓慢、有力敲击右侧胸部中府、云门处，同样右手敲击左侧相应处，一左一右交替敲击

36次，顿感肺部清爽。

【注解】中府属于手太阴肺经的募穴；云门属手太阴肺经。两穴为肺气所生之处、肺气出入之门户，故敲击此处能起到止咳平喘、宣肺化浊之用。

2）揉肾俞

【定位】足太阳膀胱经的常用腧穴之一，位于第2腰椎棘突下，旁开1.5寸。

【操作方法】双手握拳，用拳眼部紧贴双肾俞（也可隔衣），进行有力、环转揉按36次，顿感腰部舒展。

【注解】肾俞是肾气输注之背俞穴，内应肾。揉按该穴可起到滋补肾阴、温补肾阳、阴阳双补的作用。

7. 香疗附方——乌药足浴包

【组成及用法】将青皮、乌药、益母草各30克，川芎、红花各10克，加入约2 L水、50 mL左右的醋，大火煮开，再用小火煎煮30分钟，等药冷却于50 ℃时连渣倒入盆中泡脚，盆中药液量应该没过踝关节，脚在药中不停地活动，让足底受药渣轻微的物理刺激，每次30分钟以上。

【适应证】气滞血瘀型痛经。

乌药气清香，味微苦、辛，有清凉感。李时珍的《本草纲目》记载："吴楚山中极多……根叶皆有香气，但根不甚大，才如芍药尔，嫩者肉白，老者肉褐色。其子如冬青子，生青熟紫。"乌药的辛温之气较为强烈，其味辛能行，芳香走窜，故能调畅气机，善行气、散寒、温肾、止痛，治三焦寒凝气滞诸痛及阳虚遗尿、尿频。《冉雪峰本草讲义》详细描述了乌药的药性，其记载："乌药香臭甚浓，香为天地正气，正气伸则邪气退，故能疗厉气、恶气、疫瘴气、蛊毒痉忤怪气，凡此皆芳香药通义……黄宫绣比之木香、香附，木香入脾消积，香附入肝解郁，乌药疗逆气横胸，无处不达。不知醒脾疏肝亦是芳香药通性，如乌药济生四磨饮用以治郁。"

六、大寒

大寒是天气寒冷到极致的意思，民谚有云"小寒大寒，无风自寒"。中医认为，寒为冬季主气，更有"十病九寒""百病寒为先"之说，此时节人体更易受到寒邪侵袭，防护与养生尤为重要。大寒的养生，要着眼于"藏"，起居保阳、顺时养阳、饮食助阳，保护体内阳气。

（一）养生歌诀

大寒阴尽生萌阳，关节脏腑脚寒凉；

寡欲多睡沐阳光，户外锻炼要养藏；

保阴潜阳高热量，切忌生冷黏腻肠。

【歌诀释义】大寒节气，大自然阴气渐渐衰落，阳气刚要萌生，人体脏腑、四肢关节均处于寒凉状态，此时养生要以"藏"为主。每天早上可多睡一会儿，待太阳出来后再起床；在阳光较好的时候，可以多出去晒晒太阳，到户外锻炼锻炼身体；饮食上宜多吃滋阴潜阳、热量高的食物，少吃生冷黏腻之品；注意调摄精神，做到淡泊名利。

（二）节气特点

大寒是二十四节气中最后一个节气，此时太阳黄经达 300°，正值每年公历 1 月 20 日前后。《月令七十二候集解》曰："十二月中，解见前（小寒）。"《授时通考·天时》引《三礼义宗》曰："大寒为中者，上形于小寒，故谓之大……寒气之逆极，故谓大寒。"我国古代将大寒分为三候："一候鸡乳；二候征鸟厉疾；三候水泽腹坚"，就是说到大寒节气便可以孵小鸡了；鹰隼之类的征鸟，却正处于捕食能力极强的状态中，盘旋于空中到处寻找食物，以补充身体的能量抵御严寒；在一年的最后五天内，水域中的冰一直冻到水中央，且最结实、最厚。大寒是我国大部地区一年中最冷时期之一，特点是降水稀少、气候比较干燥，常有寒潮、大风天气，呈现出冰天雪地、天寒地冻的严寒景象。

（三）养生原则

1.起居养生

大寒养生要顺应"冬季闭藏"的特性，早睡晚起，每天早上适当多睡一会儿，待太阳出来后再起床。早睡可养人体的阳气，晚起可养阴气。在阳光充足的中午或下午，应多到外面晒晒太阳。晒太阳能促进血液循环和新陈代谢，增强人体对钙和磷的吸收，预防骨质疏松症。晒太阳对类风湿关节炎、贫血患者病情恢复有一定益处。晒太阳也要掌握方法，一般来说，应重点晒头顶、后背等部位。中医认为，"头为诸阳之首"，是所有阳气汇聚的地方，凡五脏精华之血、六腑清阳之气，皆汇于头部。百会位于头顶（头顶正中线与两耳尖连线的交点处），多晒百会可以调补阳气。后背是人体重要的一条经脉——督脉循行之处。督脉总督一身之阳经，六条阳经都与督脉交会于大椎，督脉有调节阳经气血的作用，故称为"阳脉之海"。经常晒后背可调气血、补阳气。

俗话说"寒从脚下起"，在大寒时节养生，要特别注意脚部保暖。因为脚部对温度比较敏感，冬季地面温度下降，人体中脚与地面的距离最近，脚部温度下降速度比全身其他部位都快，加上脚部的自身保暖性能较差，毛细血管极易发生痉挛，腿脚一冷，全身皆冷。防止脚冷除了要加强脚部的保暖，还可采用泡脚的方法。足为肾之根，泡脚可温肾阳。泡脚时水温宜控制在40℃左右。水温过高，双脚的血管容易过度扩张，人体内血液更多地流向下肢，容易引起心、脑、肾等重要器官供血不足。另外，水温过高还容易破坏脚部皮肤表面的皮脂膜，使角质层干燥皲裂。泡脚的时间以20～30分钟为宜，当感到全身发热、额头微有汗出即可。额头是足阳明胃经所过之处，额头出汗说明热气已温暖到脏腑经络。泡脚时还可掺入性热的老姜片、花椒等中药以加强温经止痛、活血通络的作用。

2.饮食养生

大寒时阴气渐渐衰落，阳气刚要萌生。在饮食方面应遵守保阴潜阳的养生原则。我国古代就有"大寒大寒，防风御寒，早喝人参黄芪酒，晚服杞菊地黄丸"的说法。早晨喝补气温阳的人参黄芪酒，借助早上自然界升发的阳气，有利于身体阳气的升发；晚上服用滋阴补肾的杞菊地黄丸，有利于身体阴液的滋补。除了服用以上药物，平日也可多食用一些滋阴潜阳且热量较高的食物，如大枣、黑豆、核桃、黑芝麻、桂圆、木耳、银耳等。

由于大寒是一年中的最后一个节气，与立春相交接，所以在饮食上与小寒应略有不同。首先，大寒时的进补量应逐渐减少，以顺应季节的变化。其次，在进补中应适当增添一些具有升散性质的食物，如香菜、洋葱、芥菜、白萝卜、辣椒、生姜、大蒜、茴香等，但不可过食。大寒饮食还应重视补充热量。植物的根茎是蕴藏能量的仓库，它们含有丰富的淀粉和多种维生素、矿物质，多吃根茎类的蔬菜，如芋头、红薯、山药、土豆等，可快速提升人体的抗寒能力。大寒时应忌食生冷黏腻之品，以免损伤脾胃阳气。

【茶饮食膳推荐】

①甘蔗饮

原料：甘蔗100克，枸杞子15克，黄芪15克，或按此比例搭配，黄冰糖适量。

做法：将甘蔗洗净，用刀削去表皮，但不用去皮，然后切成小段。将甘蔗、枸杞、黄芪放进锅里，盖锅盖开中火熬25分钟左右，加入适量黄冰糖即可。

功效：益气补肾，和胃生津。

适应证：气虚而中焦郁热之乏力、气短、口臭、口疮、便秘等症。

注释：甘蔗味甘，性寒，归脾、胃、肺经，具有清热生津、和胃止呕、润燥和中、解毒的功效；黄芪性温，健脾益气；枸杞子滋补肝肾。三者搭配益气补肾、和胃生津。

②荸荠茶

原料：荸荠150克，绿茶5克，或按此比例搭配。

做法：荸荠需要提前去皮放入淡盐水中浸泡10分钟，然后榨汁备用；绿茶泡好后再倒入荸荠汁中搅匀即可。

功效：清热，化痰，通便。

适应证：冬季进补后产生的便秘、水肿、口干、口疮等症。

注释：荸荠味甘，性微寒，入肺、胃、大肠经，具有化痰消积、清热生津的功效，还具有利尿作用，有助于促进体内湿气排出，减轻水肿的症状。与绿茶搭配能够促进胃肠道蠕动，增加肠道内容物的排泄，从而改善便秘等消化系统问题。

③杜仲炒腰花

原料：猪肾250克，杜仲12克，或按此比例搭配，生姜、葱、大蒜、花椒、植物油、精盐、酱油、醋、白糖、味精、绍兴黄酒、干淀粉各适量。

做法：杜仲水煎取汁，加酱油、白糖、绍兴黄酒、干淀粉、味精拌兑成芡糊，分成两份待用。生姜、大蒜切片，葱切段，待用。猪肾对剖两片，剔去筋膜，切成腰花，用一份杜仲芡糊腌渍。炒锅烧热，入油，至七八成热，放入花椒炸香，再放入腰花、姜、葱、蒜，快速炒散，沿锅边倒入另一份杜仲芡糊与醋，翻炒均匀，起锅装盘即成，直接食用。

功效：补肝肾，强筋骨。

适应证：用于中老年人冬季肾虚的调补，如腰痛腿软、畏寒肢冷、头目眩晕、夜尿频、遗精早泄等症状，尤其对夜尿多者有较好的调治作用，也适用于高血压、妊娠漏血、胎动不安的辅助治疗。

注释：本方是著名的一道川菜。杜仲味甘、微辛，性温，归肝、肾经，具有补肝肾、强筋骨、安胎的功效。猪肾味咸，性平，归肾经，具有补肾益阴、利水的功效。

注意事项：猪肾中胆固醇含量较高，高胆固醇者忌食。

④木耳冬瓜三鲜汤

原料：冬瓜150克，干木耳50克，虾米15克，鸡蛋1个，或按此比例搭配，食盐、水淀粉、味精、麻油各适量。

做法：将带皮冬瓜洗净切成片。干木耳、虾米泡发洗净备用。鸡蛋打匀摊成蛋皮后切成宽片备用。锅内加适量水上火烧开，下入虾米、木耳煮沸10分钟，再将冬瓜片放入，开锅后撒入食盐、水淀粉、味精，起锅前倒入蛋皮，淋上麻油即成。

功效：化痰解腻，清胃涤肠。

适应证：冬季服用大量补益之品后用以清化肠胃，以免过食肥甘厚味带来的痰湿堆积。

注释：木耳味甘，性平，入肺、脾、大肠和肝经，具有补气养血、润肺止咳、止血降压的作用；冬瓜则可以润肺生津、化痰止咳，食用时不吃冬瓜皮即可；虾米、鸡蛋富含蛋白质与矿物质、微量元素。

⑤期颐饼

原料：芡实180克，鸡内金20克，白面粉250克，或按此比例搭配，白糖适量。

做法：芡实用水淘去浮皮，晒干，打细，过筛。鸡内金打细，过筛。先将鸡内金粉置盆内，加开水浸半日许，再入芡实粉、白面粉、白糖，和匀，做成小饼，放平锅内，烙成焦黄色即可。

功效：补益脾肾，消食化积。

适应证：用于老少体弱之人出现食欲不振、消化不良、小便遗沥、夜尿频数、夜卧不安等的冬季调补。

注释：本方为近代名医张锡纯《医学衷中参西录》中的食疗方，"期颐"指年龄在百岁及百岁以上的老年人。芡实味甘、涩，性平，归脾、肾经，具有益肾固精、健脾祛湿、止泻的功效。鸡内金味甘，性平，归脾、胃、小肠、膀胱经，具有健脾消食、涩精止遗、通淋化石的功效。本方以芡实、鸡内金为主，合入补脾益胃、养心除烦的白面粉组成，具有补益脾肾、消食化积的功效。本方攻补兼施，中老年人经常食用，有调补脾肾、强健身体、益寿延年的保健功效，故有说法称"常食期颐饼，寿至期颐年"。

3.运动养生

大寒时节应选择阳光较好的时候，适当到户外运动，此时运动不宜过度激烈，避免扰动阳气。可选择慢跑、登山、太极拳、打球等方式，但要注意避免运动后大汗淋漓，以免伤津耗气，不利于养生。

【运动推荐】导引功法——扭转乾坤式。

【具体方法】双脚分开稍比肩宽，下颌稍向上抬起伸长脖子，双手自然下垂，深吸气的同时握紧拳头，向左旋颈、旋腰、旋臂、旋髋、旋腿，右脚趾尖着地，回旋时呼气松拳，向右旋时动作相同，重复4拍为1个循环，稍休息片刻进入第2个循环，每天早晚2个循环。练习本式功法时将意念贯注导引动作之中，可从大寒时节开始，练至立春。

4.情志养生

大寒适逢春节前后，春节假期较长，一些平时工作异常紧张的人一旦清闲下来，不知道该干什么，容易出现抑郁、失落、焦躁等负面情绪。为了防止上述情况的出现，我们可以选择走亲访友、读书听歌、旅游观光等方式放松自己的身心，走出工作时那种高度紧张的状态。春节期间少不了亲朋好友欢聚，此时精神调养还应注意避免过喜。尤其是老年人，更要注意控制自己的情绪，力求保持心情舒畅、心境平和，使体内的气血和顺，不扰乱机体内闭藏的阳气，减少心脑血管疾病的发生。

5.经络养生

（1）节气灸

大寒时节人体的阳气处于封藏阶段，新陈代谢相对较慢，容易出现体虚乏力、畏寒肢冷等症状。此时，艾灸特定穴可以补中气、抗寒邪。

【选穴】命门、神阙、足三里、涌泉。

【定位】

命门：位于第2、第3腰椎棘突间。

神阙：在脐中部，肚脐眼。

足三里：位于小腿外侧，犊鼻下 3 寸，距胫骨前嵴外一横指处，犊鼻与解溪连线上。

涌泉：位于足底部，蜷足时足前部凹陷处，约足底第 2、第 3 跖趾缝纹头端与足跟连线的前 1/3 与后 2/3 交点上。

【操作方法】采用温和灸和雀啄灸相结合，每次每个穴位治疗时间大概在 5～10 分钟，以灸到红润为度，以有热感内传为佳。

【注解】命门在第 2 腰椎棘突下，两肾俞之间，当肾间动气处，为元气之根本、生命之门户，此穴有培元固本、强健腰膝之功效；神阙当元神之门户，故有回阳救逆、开窍苏厥之功效，加之该穴位于腹之中部，三焦之枢纽，又邻近胃与大小肠，所以该穴还能健脾胃、理肠止泻；足三里为足阳明胃经之合穴，土中之土，胃为仓廪之官、水谷之海，主纳谷，故灸足三里能升阳益胃、强壮脾肾、调和气血、益先后天之气；涌泉为肾经之井穴，喻经气初出如泉水涌出于下，其具有开窍苏厥、滋肾清热、降逆通络之功，为人体重要的保健穴，故选此穴以补肾扶阳。

（2）点按穴位

1）揉搓肾俞

【定位】位于背部第 2 腰椎棘突下旁开 1.5 寸处。

【操作方法】先把两手搓热后，用手心放在肾俞的部位，上下揉搓，搓到腰部发热即可。

【注解】肾俞归属于足太阳膀胱经，是肾气输注之背俞穴，是补肾之要穴，具有滋补肾阴、温补肾阳、阴阳双补之特性。揉搓肾俞，能起到温补肾阳的作用，可以缓解肾虚引起的腰膝酸软、耳鸣等症状。

2）掐按至阴

【定位】在足小趾末节外侧，距趾甲角 0.1 寸。

【操作方法】拇指弯曲，以指甲垂直下压，掐按穴位，每次左右各（或双侧同时）掐按 3～5 分钟。

【注解】至，极的意思；阴，寒、水的意思。至阴的意思是指人体内膀胱经的寒湿水蒸气由此外输体表。至阴为足太阳膀胱经井穴，并与足少阴肾经相通，故可选择此穴以补益肾气。

3）浴足按摩

【操作方法】将食盐 20 克，老姜 100 克，艾叶 100 克，一起熬煮开 15 分钟后倒入浴盆，兑水至 50 ℃左右，水深最好没至脚踝上 3 cm，将双脚浸泡在水中互相搓擦，浸泡时间为 15 ～ 30 分钟，泡至全身微微汗出即可。擦干双脚后再用左手按摩右脚足底涌泉、右手按摩左脚足底涌泉各 5 分钟。

【注解】中药泡脚按摩是冬季不可或缺的有效养生方，不但可以促进腿部及下肢的血液循环，缓解肌肉紧张，而且对消除全身疲劳和改善睡眠也大有好处。

6. 香疗附方——防甲流香囊

【组成及用法】草果、白芷各 50 克，冰片、雄黄各 60 克，砂仁 100 克，艾叶、黄芩、肉桂各 150 克，薄荷 250 克，苍术、藿香各 300 克。研细末，混匀，每次取 3 ～ 5 克装袋，白天佩戴，入睡离身。

【适应证】预防和治疗甲型 H1N1 流感早期轻微症状者（注意 1 岁以下小儿、孕产妇、局部皮肤溃烂者忌用）。

艾叶，质柔软，气清香，能借其清气之正，鼓舞人体正气，辟除秽浊邪气，从而达到养生防病之目的。《神农本草经百种录》载："香者气之正，正气盛，则除邪辟秽也。"古人很早就认识到艾叶能防疫，以艾叶悬于门户，或装入香囊，或制作成香烛，以预防暑瘟、祛除暑湿秽浊。《荆楚岁时记》载："采艾以为人。悬门户上，以禳毒气。"古人也常用焚烧艾叶来预防和治疗多种急症患者和传染性疾病。目前，艾叶还广泛用于艾灸。近代著名针灸学家承淡安先生在《承淡安针灸经验集》中指出："艾灸的特殊作用，不仅在于热，更在于其特具的芳香气味，这种芳香的药物能够行气散气。艾灸后觉有快感，即因为艾的芳香气味渗入皮下，在热和芳香的双重作用下，神经兴奋，机体活力增加，终而病苦解除。"

参考文献

[1] 唐宗海.血证论［M］.北京：人民卫生出版社，2013.

[2] 朱震亨.格致余论［M］.北京：人民卫生出版社，2005.

[3] 沈金鳌.杂病源流犀烛［M］.北京：人民卫生出版社，2006.

[4] 巢元方.诸病源候论［M］.沈阳：辽宁科学技术出版社，1997.

[5] 林慧光.陈修园医学全书［M］.北京：中国中医药出版社，1999.

[6] 薛辉.论心"在志为喜"［J］.思想与文化，2023（1）：364-381.

[7] 谢梦渊，朱天民.中医药膳学［M］.3版.北京：中国中医药出版社，
    2016.

[8] 邓沂.二十四节气药膳养生［M］.北京：中国中医药出版社，2018.

[9] 高鹏翔.中医学［M］.8版.北京：人民卫生出版社，2013.

[10] 李云宁.二十四节气导引法研究［D］.北京：中国中医科学院，
     2022.

[11] 殷佩浩，陈腾.芳香本草［M］.上海：世界图书出版公司，2023.

[12] 王志华，李彦知，杨建宇.杨建宇二十四节气养生歌赏析（一）——小
     寒养生［J］.中国中医药现代远程教育，2012，（10）1：104—105.

[13] 王志华，李彦知，杨建宇.杨建宇二十四节气养生歌赏析（二）——大
     寒养生［J］.中国中医药现代远程教育，2012，（10）2：108—109.

[14] 王志华，李彦知，杨建宇.杨建宇二十四节气养生歌赏析（三）——
     立春养生［J］.中国中医药现代远程教育，2012，（10）3：93—94.

[15] 王志华，李彦知，杨建宇．杨建宇二十四节气养生歌赏析（四）——雨水养生［J］．中国中医药现代远程教育，2012，（10）4：116—117.

[16] 王志华，李彦知，杨建宇．杨建宇二十四节气养生歌赏析（五）——惊蛰养生［J］．中国中医药现代远程教育，2012，（10）5：101—102.

[17] 王志华，李彦知，杨建宇．杨建宇二十四节气养生歌赏析（六）——春分养生［J］．中国中医药现代远程教育，2012，（10）6：105—106.

[18] 王志华，李彦知，杨建宇．杨建宇二十四节气养生歌赏析（七）——清明养生［J］．中国中医药现代远程教育，2012，（10）7：113—114.

[19] 王志华，李彦知，杨建宇．杨建宇二十四节气养生歌赏析（八）——谷雨养生［J］．中国中医药现代远程教育，2012，（10）8：114—115.

[20] 王志华，李彦知，杨建宇．杨建宇二十四节气养生歌赏析（九）——立夏养生［J］．中国中医药现代远程教育，2012，（10）9：108—109

[21] 王志华，李彦知，杨建宇．杨建宇二十四节气养生歌赏析（十）——小满养生［J］．中国中医药现代远程教育，2012，（10）10：111—112.

[22] 王志华，李彦知，杨建宇．杨建宇二十四节气养生歌赏析（十一）——芒种养生［J］．中国中医药现代远程教育，2012，（10）11：106—177.

[23] 王志华，李彦知，杨建宇．杨建宇二十四节气养生歌赏析（十二）——夏至养生［J］．中国中医药现代远程教育，2012，（10）12：121—122.

[24] 王志华，李彦知，杨建宇．杨建宇二十四节气养生歌赏析（十三）——小暑养生［J］．中国中医药现代远程教育，2012，（10）13：108—109.

[25] 王志华，李彦知，杨建宇.杨建宇二十四节气养生歌赏析（十四）——大暑养生［J］.中国中医药现代远程教育，2012，（10）14：96—97.

[26] 王志华，李彦知，杨建宇.杨建宇二十四节气养生歌赏析（十五）——立秋养生［J］.中国中医药现代远程教育，2012，（10）15：91—92.

[27] 王志华，李彦知，杨建宇.杨建宇二十四节气养生歌赏析（十六）——处暑养生［J］.中国中医药现代远程教育，2012，（10）16：97—98.

[28] 王志华，李彦知，杨建宇.杨建宇二十四节气养生歌赏析（十七）——白露养生［J］.中国中医药现代远程教育，2012，（10）17：90—91.

[29] 王志华，李彦知，杨建宇.杨建宇二十四节气养生歌赏析（十八）——秋分养生［J］.中国中医药现代远程教育，2012，（10）18：87—88.

[30] 王志华，李彦知，杨建宇.杨建宇二十四节气养生歌赏析（十九）——寒露养生［J］.中国中医药现代远程教育，2012，（10）19：67—68.

[31] 王志华，李彦知，杨建宇.杨建宇二十四节气养生歌赏析（二十）——霜降养生［J］.中国中医药现代远程教育，2012，（10）20：91—92.

[32] 王志华，李彦知，杨建宇.杨建宇二十四节气养生歌赏析（二十一）——立冬养生［J］.中国中医药现代远程教育，2012，（10）21：109—110.

[33] 王志华，李彦知，杨建宇.杨建宇二十四节气养生歌赏析（二十二）——小雪养生［J］.中国中医药现代远程教育，2012，（10）22：75—76.

[34] 王志华，李彦知，杨建宇.杨建宇二十四节气养生歌赏析（二十三）——大雪养生［J］.中国中医药现代远程教育，2012，（10）23：91—92.

[35] 王志华，李彦知，杨建宇.杨建宇二十四节气养生歌赏析（二十四）——冬至养生［J］.中国中医药现代远程教育，2012，（10）24：91—92.

附　录

一、脊柱平衡操（二维码视频）

二、十二养生术

（一）健脾助运术

（1）叩齿术：自然闭口，舌顶上腭，上下齿叩动9次，促进唾液分泌。

（2）吞津术：舌在口中沿着上下齿龈正反转动各3圈，将唾液吞下。

（3）捋腹术：将掌根重叠，从胃脘部（肚脐眼上4寸）开始顺时针与逆时针方向揉按各3圈。

（4）提肛术：吸气屏住呼吸，将肛门括约肌收紧往上提并停留9秒，呼气时自然放松，连续3次。

（二）面部驻颜术

所有动作头处于微仰状态。

（1）转眼术（明目养肝）：将双手掌根搓揉9次后捂住双眼，将眼球缓慢做上、下、左、右转动，反复3次。

（2）搓耳术（聪耳益脑）：将双手示指微屈，用桡侧沿耳轮从上到下刮拭3次；用双手示指、中指摆成"V"型，沿耳前、耳后从下到上单方向搓揉3次；用中指指腹在耳甲腔、耳甲艇慢速各揉按3次后顺势将耳郭向前盖住耳道9秒。

（3）揉鼻术（益肺通鼻）：双手中指指腹揉按迎香3次后顺势沿鼻翼、鼻根从下往上推至印堂并揉按3次，再往上推至发际线神庭处揉按3次（揉按＝3揉1按）。

（4）抚面术（益气养颜）：用双手大拇指揉按上廉泉（下颌尖与廉泉穴之间）处3次后，顺势用虎口沿着颊肌往上推至耳根处3次；用稍屈曲的双示指桡侧单方向从迎香处沿苹果肌刮拭至双眼角并顺势用指关节按压太阳，反复3次；用双手掌根从眉头往发际线方向推3次。

（三）通经活络术

（1）梳头术（活血乌发）：用牛角梳或双手十指指腹从前发际线往颈发际线缓慢梳理3次，再从双耳往百会方向缓慢梳理3次。

（2）伸筋术（强筋柔筋）：站立或正坐拉伸脊柱，将肩关节带动肘关节、腕关节、指关节做屈、伸动作3次；正坐腰靠椅背或站立手扶椅背，将髋关节带动膝关节、踝关节、趾关节做屈、伸动作3次。

（3）旋脊术（健体强身）：双脚分开稍比肩宽，下颌稍向上抬起伸长脖子，双手握拳自然下垂，吸气的同时向左旋颈、旋腰、旋臂、旋腿，右脚趾尖着地，回旋时呼气松拳，向右旋时动作相同，反复3次。

（4）摩足术（活血通络）：将双脚泡浴后，正坐腰靠椅背，将一脚放于另一腿膝盖上，用手中指揉按涌泉3分钟，也可以用养生搓脚板反复搓揉足底3分钟。

三、龙门派道家养生"六字诀"

（1）呬字诀：舌顶上颌部，四指（拇指、示指、中指、无名指）合拢，小指屈曲，敲打前胸外侧（中府、云门）部，口中随着敲打节奏发出"呬"音，持续 3 分钟。以达"强肺益气"之功。

（2）呵字诀：舌顶上颌部，大拇指指腹压住膻中，沿着乳根方向缓慢、匀速、深透有力推按，口中随着推按节奏发出"呵"音，左手向右推按，右手向左推按，持续 3 分钟。以达"强心通络"之功。

（3）呼字诀：舌顶上颌部，双手掌根重叠，放于右肋弓下缘部，深压震颤，瞪大双眼平视前方，口中发出"呼"音，持续 3 分钟。以达"疏肝理气"之功。

（4）嘘字诀：舌顶上颌部，双手掌根重叠，放于左肋弓下缘部，深压环形揉按，口中发出"嘘"音，持续 3 分钟。以达"健脾强胃"之功。

（5）吹字诀：舌顶上颌部，双手半握拳，用合谷部顶住双肾俞部向前推势，腰部往后伸，口中发出"吹"音，持续 3 分钟。以达"益肾升阳"之功。

（6）嘻字诀：舌顶上颌部，双手掌打开，中指尖相对平放于关元部，缓慢从下往上举，直至头顶以上最高处，口中发出"嘻"音，双手掌再从两边缓慢放下回到原处，反复上述动作，持续 3 分钟。以达"通利三焦"之功。

注：练习以上功法不用拘泥于坐位还是站位，但要求专注，每一字诀持续 3 分钟后再进入下一字诀，每一字诀不分先后，重在坚持。

四、肺康复与保健操

（1）预备式：双脚分开与肩同宽，舌顶上颌部，双手掌打开，中指尖相对平放于关元部，缓慢从下往上举，直至头顶以上最高处，口中发出"吸"音，双手掌再从两边缓慢放下回到原处，口中发出"呼"音，反复 4 拍后收回双脚站立。

（2）第一式（抖肺式）：双脚分开与肩同宽，舌顶上颌部，双手自然下垂握拳，逐渐深吸气至丹田部，踮起脚尖，躯干拉直，下颌稍向上抬起伸长脖子，憋气停留 5 秒后呼气，同时脚跟跺地，并打开拳头，反复 4 拍后收回双脚站立。

（3）第二式（敲肺式）：双脚分开与肩同宽，舌顶上颌部，四指（拇指、示指、中指、无名指）合拢，小指屈曲，敲打前胸外侧（中府、云门）部，口中随着敲打节奏发出"呬"音，左右敲打 9 次为 1 拍。反复 4 拍后收回双脚站立。

（4）第三式（拉肺式）：舌顶上颌部，下颌稍向上抬起伸长脖子，首先左腿向前迈出一步，重心转到左腿上，两手握拳从胸前膻中部平举打开往后飞至最大幅度，松拳张开五指，憋气停留 5 秒后呼气，双手回到胸前换做右腿向前重复运动。左右各 4 拍，收回双脚站立。

（5）第四式（转肺式）：双脚分开与肩同宽，舌顶上颌部，挺胸塌腰，下颌稍向上抬起伸长脖子，双手自然下垂紧握拳，同时深吸气至关元部并将肩部向上耸，憋气停留 5 秒后逐渐呼气，将肩关节向后、向下旋转时松拳。反复 4 拍，收回双脚站立。

（6）第五式（旋肺式）：双脚分开稍比肩宽，下颌稍向上抬起伸长脖子，双手自然下垂握拳，吸气同时左旋胸部至最大幅度，憋气停留 5 秒后呼气回到中位，松拳；吸气并右旋胸部至最大幅度，憋气停留 5 秒后呼气回到中位，松拳。反复 4 拍，收回双脚站立。